Springer

Berlin
Heidelberg
New York
Barcelona
Budapest
Hong Kong
London
Mailand
Paris
Tokyo

Josef Wisser

Vaginalsonographie im ersten Schwangerschaftsdrittel

Mit 82 Abbildungen

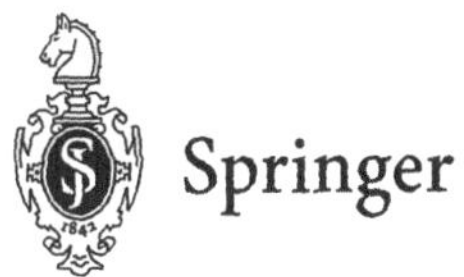 Springer

Priv. Doz. Dr. med. Josef Wisser

Klinik und Poliklinik für Geburtshilfe
Departement für Frauenheilkunde Universitätsspital Zürich
Frauenklinikstraße 10,
CH-8091 Zürich

ISBN-13:978-3-642-79813-9

Die Deutsche Bibliothek – CIP-Einheitsaufnahme

Wisser, Josef:
Vaginalsonographie im ersten Schwangerschaftsdrittel / Josef
Wisser. – Berlin ; Heidelberg ; New York ; Barcelona ;
Budapest ; Hong Kong ; London ; Mailand ; Paris ; Tokyo :
Springer, 1995
  ISBN-13:978-3-642-79813-9   e-ISBN-13:978-3-642-79812-2
  DOI: 10.1007/978-3-642-79812-2

Satzherstellung: Mitterweger Werksatz GmbH, Plankstadt
Herstellung: PRO EDIT GmbH, Heidelberg
SPIN: 10101808   21/3135-5 4 3 2 1 0 – Gedruckt auf säurefreiem Papier

Vorwort

Die Ultraschalldiagnostik ist heute in allen Fachgebieten der Medizin zu einem der wichtigsten bildgebenden, diagnostischen Verfahren geworden. Entscheidend für diese Entwicklung in nur wenigen Jahrzehnten war es, daß diese Methode wesentlichen Anforderungen an ein bildgebendes Verfahren in idealer Weise genügt. Neben der exzellenten Detailauflösung anatomischer Strukturen im Echtzeitverfahren, der Möglichkeit zum mobilen Einsatz in Notfall- und Intensivstationen, der in diagnostischen Intensitäten fehlenden biologischen Nebenwirkungen ist heute der Kostenaspekt zunehmend von Bedeutung. Ultraschalldiagnostik ist das preisgünstigste bildgebende Verfahren und ergänzt demzufolge in vielen Fachbereichen heute routinemäßig die klinische Untersuchung.

In der Geburtshilfe werden diese Vorteile bereits seit 1980 genutzt. Seither wird in der Bundesrepublik Deutschland ein flächendeckendes Ultraschallvorsorgeprogramm angeboten. Die wissenschaftliche Entwicklung der 70er Jahre ist zur klinischen Routine geworden. Technologische Fortschritte haben jedoch neue klinische Untersuchungsmöglichkeiten eröffnet, denen die Mutterschaftsrichtlinien in der Bundesrepublik Deutschland zum 1.4.1995 durch die Einführung der Ultraschallvorsorge im ersten Schwangerschaftsdrittel angepaßt wurden.

Da Ultraschallwellen Organgrenzen überschreiten, ist die Ultraschalldiagnostik eine interdisziplinäre Diagnostik. Notwendige Spezialisierung der modernen Medizin erhält so eine fachumgreifende Klammer und erfordert eine profunde Aus- und Weiterbildung in den medizinischen Basiswissenschaften und den Naturwissenschaften. Die Gegenüberstellung von Humanembryologie und transvaginaler Ultraschalldiagnostik trägt diesem Aspekt Rechnung und eröffnet so aus der Klinik heraus eine Erweiterung wissenschaftlicher Erkenntnis. In diesem Sinne soll das Buch Hilfe bei der täglichen Arbeit bieten, jedoch darüber hinaus zum Nachdenken über die gesellschaftliche Bedeutung des wissenschaftlichen Fortschritts anregen.

Das vorliegende Buch wäre nicht möglich gewesen ohne die wohlwollende Unterstützung des Professorenehepaars Renate und Albert Huch, das mich nach Abschluß meiner Habilitation an die Klinik und Poliklinik für Geburtshilfe am Universitätsspital Zürich aufgenommen hat. Hier wurden mir die Möglichkeiten eröffnet, die Publikation in der vorliegenden Weise vorzulegen. Herrn Professor

H. Hepp danke ich dafür, daß ich die Untersuchungen an seiner Klinik durchführen konnte.

Herrn Professor R. Putz, Vorstand der Anatomischen Anstalt, möchte ich an dieser Stelle für seine wertvollen und konstruktiven Anregungen und Hilfestellungen bei der Planung und während der Bearbeitung des Themas herzlich danken.

Herrn Professor J.-D. Murken, der mich motiviert hat, meine Habilitationsschrift in der vorliegenden Form zu erweitern, und allen seinen Mitarbeiterinnen und Mitarbeitern der Abteilung für Pädiatrische Genetik der Kinderpoliklinik der Universität München gilt mein besonderer Dank für die gute Zusammenarbeit zum Wohl der Patienten im Rahmen humangenetischer Beratung und genetischer Diagnostik.

Für seine tatkräftige Unterstützung bei der Lösung statistischer Fragen danke ich Herrn Diplominformatiker P. Dirschedl vom Institut für Medizinische Informationsverarbeitung, Biometrie und Epidemiologie der Universität München (Vorstand: Prof. Dr. med. K. Überla). Ohne seine Mitarbeit wäre es nicht möglich gewesen, die erhobenen Befunde in der vorgelegten Weise zu präsentieren.

Den Kollegen der Klinik danke ich dafür, daß sie mich durch Übernahme klinischer Tätigkeiten entlastet haben und dadurch diese Arbeit erst ermöglichten. Meinen Doktoranden/innen und Frau Martina Kroabs gilt mein Dank für die Mithilfe bei der Bearbeitung des umfangreicher Befundarchivs.

Herrn D. Lauffer aus der Fotoabteilung im Klinikum Großhadern gebührt mein Dank für die hervorragende Ausführung der fotografischen Arbeiten, und Frau C. Pronold danke ich für die Übernahme der mühevollen Schreibarbeiten.

Herzlicher Dank gilt besonders Frau Dr. U. Heilmann und Frau A. Duhm vom Springer-Verlag für die verständnisvolle Betreuung und Realisation des Projektes.

Inhaltsverzeichnis

Abkürzungen

AH	Amnionhöhle oder Amnionhöhlendurchmesser
BIP	biparietaler Durchmesser
CRL	Crown-rump-length
DiDi	diamniotisch dichorial
DNA	Desoxyribonukleinsäure
EFSUMB	European Federation of Societies for Ultrasound in Medicine an Biology
EHF	embryonale Herzfrequenz
GL	größte embryonale (Körper-)Länge
GLIM	Generalized linear interactive modelling (statistisches Modulationsprogramm)
HCG	Humanes Choriongonadotropin
HLA	Humanes Leukozytenantigen
IE/l	Internationale Einheiten/Liter
IUD	Intrauterines Device – Intrauterinspirale
LH	luteinisierendes Hormon
MoDi	monochorial diamniotisch
MoMo	monochorial monoamniotisch
p.c.	post conceptionem
p.m.	post menstruationem
p.o.	post ovulationem
SD	Standardabweichung
SSW	Schwangerschaftswoche
THQ	Thoraxquerdurchmesser
ZNS	Zentralnervensystem

1 Geschichte der transvaginalen Sonographie

Die Geschichte der klinischen Ultraschalldiagnostik beginnt 1942 mit den Arbeiten der Gebrüder Dussik, die Ultraschallwellen zur Diagnostik der Symmetrie der Hirnventrikel und zu ihrer Weitenmessung nutzten. Erstmals waren so Aussagen über den strukturellen Zustand des lebenden Gewebes, vor allem des Gehirns, sowie über die Lokalisation von Zustandsänderungen im Zentralnervensystem zu machen (Dussik 1942).

Um die Mitte dieses Jahrhunderts wurden die ersten Ultraschallsonden entwickelt, die nicht nur Ultraschallwellen aussenden, sondern auch die reflektierten Wellen empfangen konnten. Solche Sonden wurden zur Diagnostik oberflächlich gelegener Tumoren in der weiblichen Brust, im Gehirn und zur Diagnostik am Herzen eingesetzt.

Nach dem Prinzip des Echolots wurde es erstmalig möglich, den sich im Uterus entwickelnden Feten abzubilden. Ian Donald publizierte das erste Ultraschallbild eines fetalen Kopfes und leitete damit eine rasante Entwicklung in der geburtshilflichen Ultraschalldiagnostik ein (Donald et al. 1958).

Ferner war es mit diesem Verfahren erstmals auf nicht-invasivem Wege möglich, reproduzierbare Fakten vom Ungeborenen zu gewinnen. Die Methode gestattete die Messung des biparietalen Kopfdurchmessers (Willocks et al. 1964). Derartige neue Diagnosemöglichkeiten für den Geburtshelfer führten zu einer weiteren technischen Entwicklung, die in den folgenden Jahren entscheidend von Frauenärzten bestimmt wurde.

Kratochwil beschrieb 1967 die erstmalige klinische Anwendung einer transvaginal applizierbaren Ultraschallsonde zur Diagnostik der embryonalen Herzfrequenz, der Lokalisation von Adnexzysten und der Lokalisation von intrauterinen Spiralen mittels des A-Bild-Verfahrens (Kratochwil u. Eisenhut 1967).

1969 wurde durch Entwicklung von Kratochwil das erste vaginale Schnittbildgerät vorgestellt. Der Vorteil dieser transvaginalen Technik im Vergleich zur abdominalen Applikation bestand in der höheren Detailauflösung, die durch Erhöhung der Ultraschallfrequenz ermöglicht wurde. Dies war möglich, da die Ultraschallsonde unmittelbar vor das zu untersuchende Organ plaziert werden konnte und so eine deutlich geringere Eindringtiefe notwendig war (Kratochwil 1969).

Die technische Entwicklung der klinischen Ultrasonographie führte zu einer Verbesserung des Schnittbildverfahrens, das seit Mitte der 70er Jahre als Echtzeitbild möglich war (Real-time-B-Mode). Die für die Echtzeitsonographie notwendigen Schallköpfe waren zunächst sehr groß und unhandlich. Erst mit der

Verfügbarkeit kleiner Ultraschallechtzeitsonden Mitte der 80er Jahre hat die transvaginale Sonographie breite klinische Anwendung finden können.

Die Entwicklung elektronischer Sonden ermöglichte es in den vergangenen 10 Jahren, eine über das B-Bild kontrollierte Time-motion-Sonographie, gepulste Dopplersonographie und Farbdopplersonographie durchzuführen. Diese Ultraschallsonden sind so klein, daß sie als transvaginal applizierbare Sonden eingesetzt werden können. Die verschiedenen, in der klinischen Anwendung stehenden Ultraschallverfahren werden im folgenden aufgelistet (vgl. Abb. 1–5).

A-Mode-Verfahren: Amplitudendarstellung; die Ultraschallwelle wird an Grenzflächen reflektiert.

Die Zeit zwischen zwei empfangenen Signalen ist dem Abstand der Grenzflächen direkt proportional.

B-Mode-Verfahren: Brightness-mode oder Helligkeitsmodus; die Höhe der Amplitude der reflektierten Schallwellen wird in Graustufen umgewandelt. Real-time-B-mode: Durch viele parallel angeordnete Schallsender (Linearsonden) oder durch Rotation eines Ultraschallsenders (Sektor), der sowohl als Sender als auch als Empfänger arbeitet, läßt sich ein Schnittbild im Echtzeitmodus erstellen.

Time-Motion-Modus: Bewegungen entlang einer ausgewählten Linie des B-Bildes können in ihrem zeitlichen Verlauf abgebildet werden. Dieses Verfahren eignet sich vor allem zur Messung von Zeitabständen regelmäßig sich wiederholender Bewegungen (Herzfrequenzbestimmung).

3-D-Mode-Verfahren: Durch eine um die Längsachse rotierende Sektorsonde wird ein kegelförmiges Volumen beschallt und die Information in einer Vielzahl von B-Bildern gespeichert. Um Überlagerungsartefakte im Zentralbereich zu umgehen, können alternativ fächerförmig eine Vielzahl von B-Bildern eines bestimmten Volumens gespeichert werden. Aus dieser Datenbank lassen sich dann beliebig viele Schnittebenen rekonstruieren.

CW-Doppler: Continuous-wave-Doppler. Kontinuierliche, gerichtete Ultraschallwellen werden von den in den Gefäßen sich bewegenden Erythrozyten reflektiert. Dabei kommt es entsprechend des Dopplereffekts zu einer Veränderung der Frequenz der reflektierten Ultraschallwelle. Die Frequenzänderung ist proportional der Strömungsgeschwindigkeit der Erythrozyten im Gefäß. Keine Tiefenselektion möglich.

PD-Doppler-Modus: Gepulste Doppleruntersuchungen lassen eine Messung der Strömungsgeschwindigkeit sondierter Gefäße zu. Dabei wird ein kurzer Ultraschallimpuls ausgesendet, der nach der entsprechend der Tiefenselektion erwarteten Zeit aufgenommen und analysiert wird. Tiefenselektion möglich.

Color-Doppler: Bei der farbkodierten Dopplersonographie wird dem Echtzeitbild ein „Dopplerfenster" überlagert, wodurch sich im allgemeinen die Schnelligkeit des B-Bild-Aufbaus reduziert. Dieses Dopplerfenster wird von einem Gitter tiefenselektierter Sammelvolumina durchgerastert. In diesen werden die Strömungsrichtung und -geschwindigkeit farbig, d.h. semiquantitativ registriert

2 Technische Grundlagen der transvaginalen Sonographie

2.1 Physikalische Grundlagen der Sonographie

Ultraschallwellen sind Longitudinalwellen im Gegensatz zu den elektromagnetischen Transversalwellen. Als solche sind sie in ihrer Ausbreitung an Materie gebunden und werden an Grenzflächen reflektiert. Dabei werden kurzwellige, hochfrequente Ultraschallwellen von einem Medium stärker geschwächt als langwellige, niederfrequente Wellen. Der Intensitätsverlust, die sogenannte Ultraschallabsorption ist abhängig von der inneren Struktur des Mediums. Passiert eine Ultraschallwelle ein Medium, so wird ein Teil der Ultraschallenergie durch innere Reibung in Wärme umgewandelt. Die Absorption wächst mit der

Tabelle 1. Unterschiede zwischen Röntgenstrahlen und Ultraschallwellen

	Röntgen	Ultraschall
Physik:	Elektromagnetische Transversalwelle	Mechanische Longitudinalwelle
Schwächung:	Kurzwellige (hochfrequente) Röntgenstrahlen werden wenig geschwächt. Die Schwächung ist abhängig von der chemischen Zusammensetzung des Mediums aus den Elementen und von deren spez. Dichte, entsprechend der mikrophysikalischen Eigenschaften des Mediums.	Kurzwellige US-Wellen werden stark geschwächt. Die Schwächung ist abhängig von makrophysikalischen Faktoren der inneren Struktur des Mediums (z.B. Viskosität), entsprechend makrophysikalischer Eigenschaften des Mediums.
Absorption:	Jede Streckeneinheit absorbiert den gleichen Prozentsatz der Intensität, Gase absorbieren viel weniger als feste Körper.	Gase absorbieren viel stärker als Flüssigkeiten oder feste Körper.
Ausbreitung:	Schwingungen elektrischer Wechselfelder zwischen den Teilchen. Damit nicht an Materie gebunden.	Schwingungen der Materieteilchen an Materie gebunden.
Geschwindigkeit:	Wird durch das Medium kaum beeinflußt, sie ist gleich 300.000 km/s	Wird durch das Medium stark beeinflußt, C in Luft ungefähr 330 m/s und C im Wasser ungefähr 1400 m/s.

Schallfrequenz und der Viskosität des Mediums an und wird mit der Fortpflanzungsgeschwindigkeit und der Dichte des Mediums geringer. So ist die Absorption beispielsweise in Wasser deutlich geringer als im Knochen. Die Ausbreitungsgeschwindigkeit des Ultraschalls ist ebenfalls abhängig vom Medium und beträgt in Luft 330 m/s und in Wasser 1400 m/s.

Ultraschallwellen für diagnostische Zwecke weisen eine Frequenz zwischen 1 und 20 MHz auf. Solche Schwingungen werden heute durch piezoelektrische Kristalle erzeugt, die über Sekundenbruchteile Schallwellen aussenden und die restliche Zeit des Zeitzyklus Schallwellen empfangen (Echoimpulstechnik). Die Frequenz der Schallaussendung liegt im kHz-Bereich.

2.2 Verschiedene Ultraschallverfahren in der klinischen Anwendung

Die Ultraschalldiagnostik nutzt die Reflexion der Ultraschallwellen an Grenzflächen zur Bildgebung aus.

In der klinischen Anwendung, wenn auch nicht mehr als transvaginale Sonde, findet sich auch heute noch das Ultraschallsystem nach dem **A-mode-Verfahren**. Da die Schallaufzeit der Ultraschallwellen im homogenen Gewebe, d.h. bei konstanter Schallgeschwindigkeit, proportional der durchlaufenen Wegstrecke ist, lassen sich so – entsprechend dem Prinzip des Echolots – Distanzmessungen vornehmen (Abb. 1).

Wird die Höhe der Amplitude der reflektierten Ultraschallwelle in Graustufen umgewandelt, spricht man vom **Helligkeits- oder Brightness-Modus (B-Mode)**. Arbeiten mehrere parallel angeordnete Kristalle nach dem B-mode-Prinzip oder rotiert ein Ultraschallsender, so läßt sich durch die schnelle Bildfolge ein Echtzeithelligkeitsbild gewinnen. Dieses Verfahren nutzen heute die meisten der verfügbaren diagnostischen Ultraschallsysteme (Abb. 1).

Beim **Time-motion-Verfahren** werden Bewegungen entlang einer Ultraschallinie über der Zeitachse aufgezeichnet. Mit diesem Verfahren sind regelmäßig sich wiederholende Bewegungen, wie z.B. die Bewegungen der Herzklappen oder die Pulsationen des Herzschlauches abbildbar. Dieses Verfahren eignet sich besonders zur Frequenzbestimmung (Abb. 2).

Seit einigen Jahren wird versucht, die Nachteile der zweidimensionalen Real-time-Sonographie durch eine dreidimensionale Abbildetechnik (**3-D-Sonographie**) zu überwinden. Dazu wird durch eine um die Längsachse rotierende Sektorsonde ein nahezu kegelförmiges Volumen beschallt und die Information in einer Vielzahl von Bildern im Speicher des Ultraschallcomputers abgelegt. Um Überlagerungsartefakte im Zentralbereich zu umgehen, kann mit einer anderen Schallsonde fächerförmig ein trapezoides Volumen gespeichert werden. Aus den gespeicherten Daten läßt sich dann jede beliebige Schnittebene im Volumen als zweidimensionales B-Bild oder alternativ als Oberflächenkonturbild berechnen (Abb. 3).

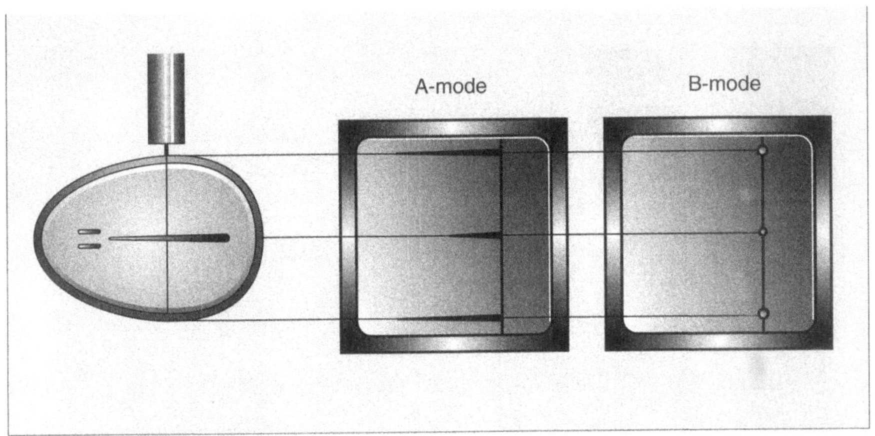

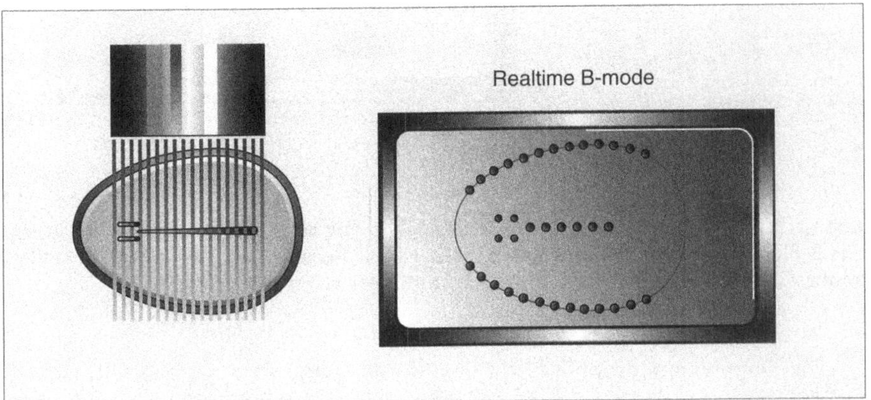

Abb. 1. Schematische Darstellung des A-Mode- und des B-Mode-Verfahrens am fetalen Schädel. Die Höhe der Amplitude des A-Mode wird im B-Mode in Graustufen umgewandelt. Der untere Teil der Abbildung zeigt, wie im Real-time-B-Mode eine Vielzahl von parallel angeordneten Kristallen ein Ultraschallbild ermöglichen

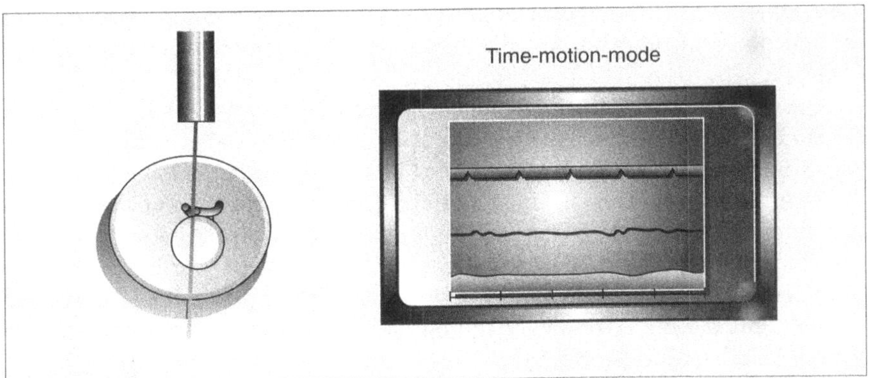

Abb. 2. Schematische Darstellung des Time-Motion-Modus am Beispiel des embryonalen Herzens. Links das B-Bild mit der Time-Motion-Linie

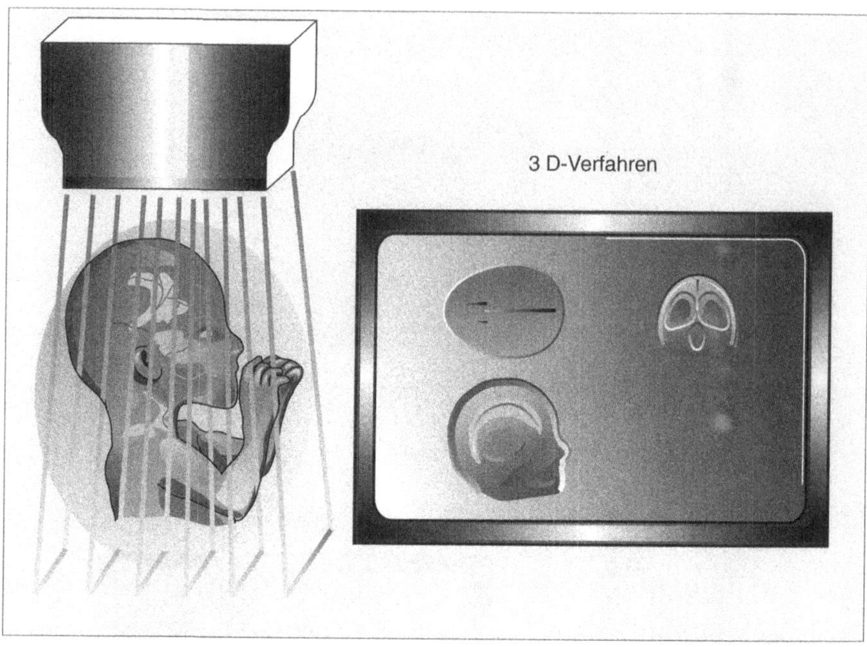

Abb. 3. Prinzip der 3-D-Sonographie. **Links:** Über eine Serie von im Raum lokalisierbaren B-Bildern wird ein Volumenblock gespeichert. **Rechts:** Aus diesem Volumenblock können senkrecht zueinander stehende Schnittbilder errechnet werden

Die Dopplersonographie nutzt das physikalische Prinzip, daß Ultraschallwellen, die auf sich bewegende Teilchen treffen, mit einer Frequenzverschiebung reflektiert werden (Dopplereffekt). Dabei unterscheidet man das Continuous-wave-Verfahren (**CW-Doppler**), das Ultraschallwellen aus allen Tiefen empfängt, vom gepulsten Dopplerverfahren (Pulsed-wave- oder **PW-Doppler**). Dabei wird ein Ultraschallimpuls ausgesendet und die aus einer vorbestimmten Tiefe reflektierte Ultraschallwelle analysiert. Mit dieser Methode läßt sich die Strömungsgeschwindigkeit in einem im B-Bild dargestellten Gefäß messen (Abb. 4).

Die bislang letzte technische Entwicklung zur Funktionsanalyse stellt die **farbkodierte Dopplersonographie** (Color-Doppler) dar. Dabei wird dem Echtzeit-B-Bild ein Dopplerfenster überlagert, was bei den meisten handelsüblichen Geräten die Schnelligkeit des B-Bildes reduziert. In diesem Dopplerfenster ist ein Gitter tiefenselektierter Sammelvolumina, in denen Strömungsrichtung und -geschwindigkeit farbig, d.h. semiquantitativ dargestellt werden. Auf diese Weise erhält man eine dem B-Bild überlagerte, farbige Darstellung des Gefäßverlaufs, aus der die Strömungsrichtung und die mittlere Strömungsgeschwindigkeit ablesbar sind (Abb. 5).

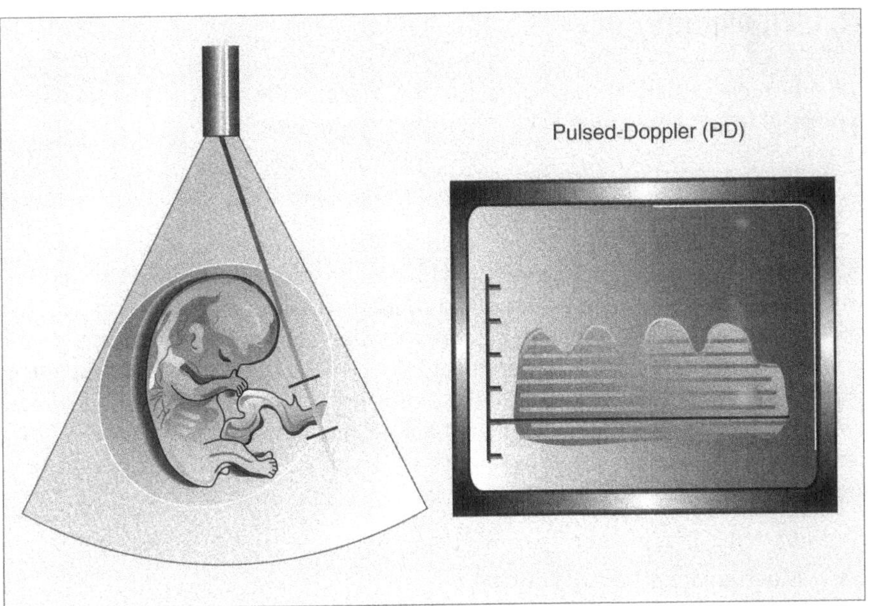

Abb. 4. Schematische Darstellung der gepulsten Dopplersonographie *(PD)* an der embryonalen Nabelschnur. **Links** das B-Bild mit dem Dopplerstrahl und dem Sammelvolumen. **Rechts** das dazugehörige Dopplerspektrum aus dem im Sammelvolumen erfaßten Gefäß

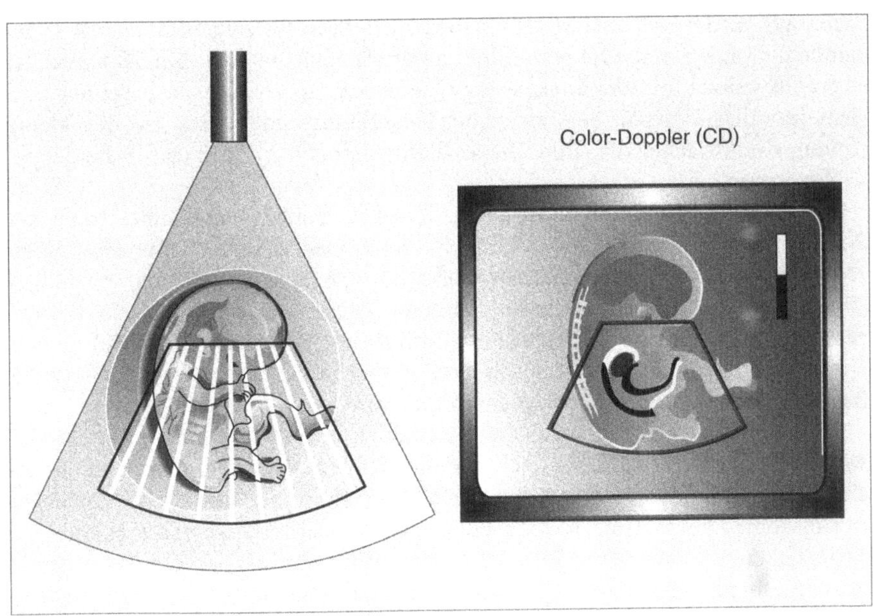

Abb. 5. Schematische Darstellung der Color-Doppler-Sonographie *(CD)*. In der linken Bildhälfte das über das Real-time-Bild eingeblendete Farbfenster. In der rechten Bildhälfte das B-Bild mit farbkodierten embryonalen Gefäßen

2.3 Schallkopftypen

Für die transvaginale Sonographie sind im Prinzip alle von der abdominalen Sonographie her bekannten Schallkopftypen verwendbar.

2.3.1 Linearscanner

Diese spielen für die transvaginale Applikation heute keine Rolle mehr, da die Ankopplungsfläche sehr groß ist und die Schallabstrahlung senkrecht zur Schaftachse des Schallkopfes erfolgt. Demzufolge ist die Beurteilung der inneren Genitalorgane nur unter der Bedingung eines extrem hyperanteflektierten oder retroflektierten Uterus möglich. Da die Auflösung im Nahbereich ausgezeichnet und eine relativ hohe Bildfrequenz möglich ist, bleibt der Einsatz heute auf die Beurteilung von Vagina, Urethra und Blase, sowie auf die dynamischen Untersuchungen des Beckenbodens beschränkt.

2.3.2 Mechanische Sektorsonden

Beim mechanischen Sektorscanner pendelt der Schallkopf mit großer Geschwindigkeit hin und her („Wobbler"), oder er rotiert um eine senkrecht zur Schaftachse gelegene Achse („Rotationsscanner"). In den meisten Fällen erfolgt die Schallabstrahlung symmetrisch und frontal, wobei der Sektorwinkel zwischen 48° und 240° variiert (Merz 1994). Die Systeme zeigen exzellente Echtzeitdarstellungen und eine gute Bildqualität im Fokusbereich. Ein Sektorwinkel < 90° ist jedoch für die klinische Applikation wenig geeignet, da er keine Übersicht gewährt. Vorteil des mechanischen Sektorschallkopfes ist die kleine Ankoppelungsfläche, die eine Ultraschalluntersuchung über das Scheidengewölbe ermöglicht.

Beim Rotationsscanner werden Schallwellen frontal abgestrahlt, wobei der Sektorwinkel wegen des „toten Winkels" des Sondenschaftes keine 360° erreichen kann. Im klinischen Einsatz befinden sich Schallkopftypen mit einem Winkel von 200–240°, die eine optimale Orientierung im kleinen Becken ermöglichen, jedoch eine langsamere Bildfolge (8 Bilder pro Sekunde) liefern. Diese Einschränkung beeinträchtigt die klinische Untersuchung embryonaler Bewegungen und der EHF nicht entscheidend.

Nachteil aller mechanischen Sektorschallköpfe ist die geringere Detailauflösung im unmittelbaren Nahbereich und die Anfälligkeit der Mechanik im Dauereinsatz. Daneben läßt sich mit den mechanischen Sonden weder eine simultane B-Bild-kontrollierte Time-motion-Sonographie noch eine gepulste Dopplersonographie unter simultaner B-Bild-Kontrolle durchführen. Sonden mit ungenügender Laufruhe der Mechanik sind für die transvaginale Applikation ungeeignet und daher heute nicht mehr auf dem Markt.

2.3.3 Elektronische Sektorscanner

Die Vorteile von elektronischen Linearscannern und mechanischen Sektorscannern werden im elektronischen Sektorscanner oder curved array-Scanner vereinigt. Er bietet eine gute Auflösung im Nahfeld mit kleiner Auflagefläche. Ferner bieten elektronische Schallköpfe die Möglichkeit einer B-Bild-kontrollierten, simultanen Time-motion-, PW-Doppler- oder Color-Doppler-Darstellung.

Die Schallabstrahlung erfolgt entweder frontal oder gegen die Längsachse abgekippt, um durch Drehung des Schaftes das zu untersuchende Areal zu vergrößern. Die Drehung des Schaftes zwingt jedoch zu einer ständigen räumlichen Neuorientierung bei der Beurteilung des Ultraschallschnittbildes. Bei einer Drehung um 180 ° werden die zuvor am rechten Bildrand dargestellten Organe, wie beispielsweise der Fundus uteri des medianen Sagittalschnitts, am linken Bildrand abgebildet (s. 2.4; Abb. 8a und b).

2.4 Schnittebenen und ihre Orientierung

Die heute fast ausschließlich im Einsatz befindlichen transvaginalen Sektorsonden (elektronisch und mechanisch) ermöglichen die bildliche Darstellung von Sagittalschnitten, die entsprechend der Mobilität der Vagina nach lateral abgekippt werden können. Durch Rotation des Scannerschafts aus der Sagittalebene um 90 ° läßt sich ein „Frontalschnitt" abbilden. Die 3. Schnittebene ist mittels konventioneller Real-time-B-Bild-Technik nicht zur Abbildung zu bringen, sondern ergibt sich für den Untersucher bei Bewegung des Schallkopfes in seiner individuellen räumlichen Vorstellung. Eine räumliche Vorstellung läßt sich durch die neue Technik der 3-D-Sonographie gewinnen. Hierbei kann aus dem im Speicher befindlichen Datensatz jede Schnittebene berechnet, abgebildet und analysiert werden. Diese Technik überwindet erstmalig die der transvaginalen zweidimensionalen Real-time-Sonographie anhaftende Einschränkung der Schnittebenen und reduziert die subjektive Komponente dieser Methode bei der Gewinnung eines „Raumbildes" deutlich.

Zur wissenschaftlichen Detaildiagnostik embryonaler Morphologie ist die 3-D-Sonographie von großem Vorteil, da selbst bei Bewegungen des Embryos nicht alle diagnostisch wesentlichen Schnittebenen zu erzielen sind. Um die Methode jedoch für den klinisch wissenschaftlichen Einsatz praktikabel zu machen, sind noch weitere technische Verbesserungen nötig. Durch eine kürzere Expositionszeit, die auch durch eine optimierte Anpassung des Volumens möglich ist, sind bei der Erstellung des Datensatzes Bewegungsartefakte seitens der Patientin und des Embryos zu minimieren. Des weiteren würde der Ersatz des Rotationsprinzips durch ein fächerförmiges Bewegen der Schnittebenen zentrale Artefakte verhindern.

2.4.1 Orientierung der Schnittebenen und Vereinheitlichung der Bilddokumentation

Um Ultraschallbilder auch nach Abschluß der Untersuchung korrekt interpretieren zu können und das Erlernen der Technik zu vereinfachen, gilt es, bezüglich der Dokumentation gewisse Konventionen einzuhalten. Damit soll
- das transvaginalsonographisch erstellte Bild auf den ersten Blick vom transabdominalen Ultraschallbild unterscheidbar sein und
- die Topographie am dokumentierten Schnittbild nachträglich noch erkennbar bleiben.

Durch die folgenden weitgehend akzeptierten Festlegungen wird die vaginalsonographische Bilddarstellung vereinheitlicht:
- Die im Scheidengewölbe plazierte Schallkopfauflagefläche wird immer am unteren Bildrand dargestellt. Somit ist der untere Bildrand sowohl im Sagittal- als auch im Frontalschnitt in Bezug auf die Patientin immer kaudal und der obere Bildrand kranial (Abb. 6).
- Im medianen Sagittalschnitt kommt die Blase als das ventral zur Gebärmutter gelegene Organ immer am rechten Bildrand zur Abbildung (s. Abb. 6).
- Wird der Schallkopf aus dieser Schnittebene im Uhrzeigersinn um 90° gedreht, so entsteht ein frontales Schnittbild, in dem die rechte Funduskante mit der rechten Adnexe am linken Bildrand abgebildet wird. Die linke Adnexregion kommt am rechten Bildrand zur Abbildung (Abb. 7).

Diese einheitliche Darstellung ist mit allen heute auf dem Markt befindlichen zentral abstrahlenden Ultraschallsonden zu erzielen und ist sowohl für

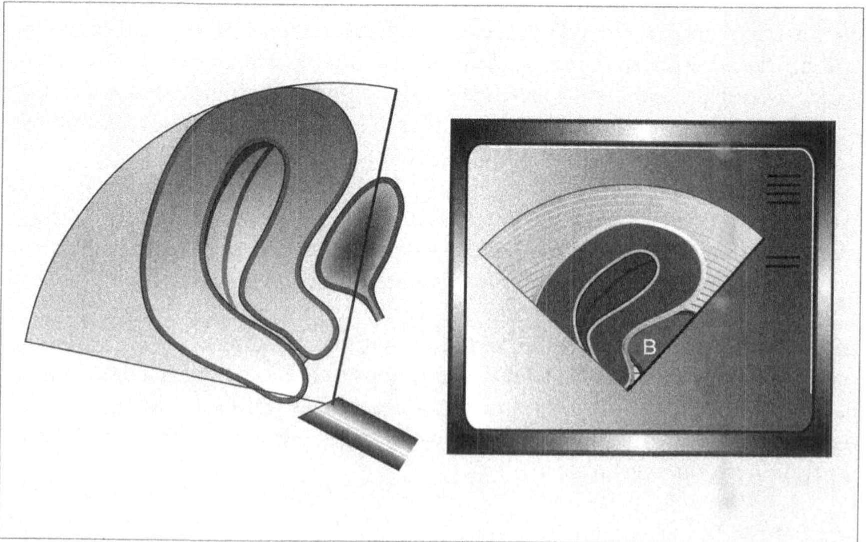

Abb. 6. Schematische Darstellung eines medianen Sagittalschnitts durch den Uterus. Im Bild rechts ist die Harnblase *(B)* am rechten Bildrand abgebildet

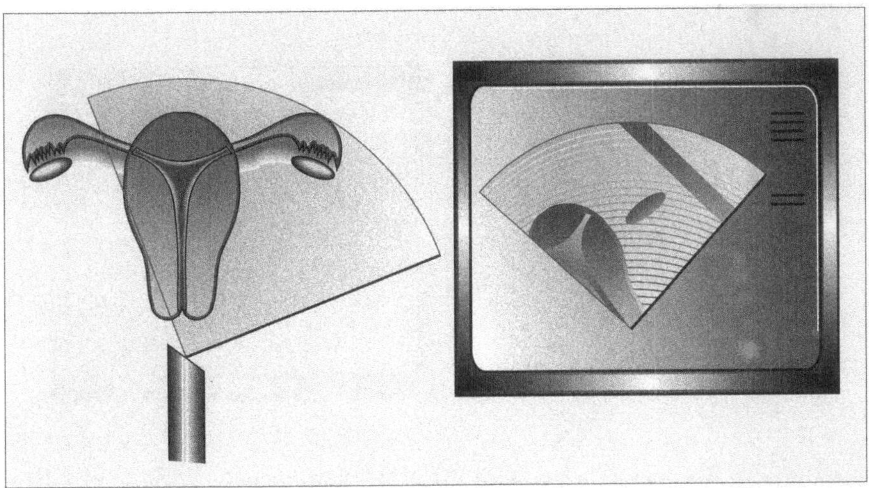

Abb. 7. Schematische Darstellung eines „Frontalschnitts" durch das kleine Becken mit einem elektronischen Sektorscanner mit seitlicher Abstrahlung. Die Schnittebene ergibt sich, wenn aus der medianen Sagittalebene im Uhrzeigersinn um 90 ° gedreht wird. Im Ultraschallbild (rechts) kommt dadurch das linke Ovar am rechten Bildrand zur Abbildung

den Lernenden als auch für den erfahrenen Untersucher eine große Hilfe (Bernaschek et al. 1991). Bei Anwendung von lateral abstrahlenden Sonden ist die dritte Forderung meist nicht zu erfüllen. Häufig ist es nicht möglich, die Sonde so weit abzukippen, ohne der Patientin Beschwerden zu verursachen. Die Darstellung der rechten Adnexregion wird oft erst durch ein Drehen des Schallkopfes um 180 ° möglich, wodurch die Abbildung des rechten Ovars am rechten Bildrand erfolgt (Abb. 8 a und b).

2.5 Vorteile und Grenzen der transvaginalen Sonographie

Wesentlicher Vorteil der transvaginalen Sonographie im Vergleich zur transabdominellen Technik ist die Untersuchung mit leerer Harnblase. Dies hat für die Patientin den Vorteil, daß die Ultraschalluntersuchung unmittelbar im Anschluß an die klinische Untersuchung ohne weitere Vorbereitung durchgeführt werden kann. Für Arzt und Patientin entfallen so oft lange Wartezeiten, die ansonsten bis zur optimalen Blasenfüllung notwendig sind. Der Arzt kann sich ein „Ultraschallbild" von seinem Tastbefund machen und diesen so objektivieren und dokumentieren. Der Untersucher sieht gewissermaßen den zuvor getasteten Befund.

Als zweiter Vorteil ist die Plazierung des Ultraschallkopfes unmittelbar vor dem zu untersuchenden Organ zu nennen. Störeinflüsse durch adipöse Bauchdecken oder durch Adhäsionen bei der voroperierten Patientin sind dadurch zu überwinden. Ferner sind bei der transvaginalen Sonographie die zur Abbildung

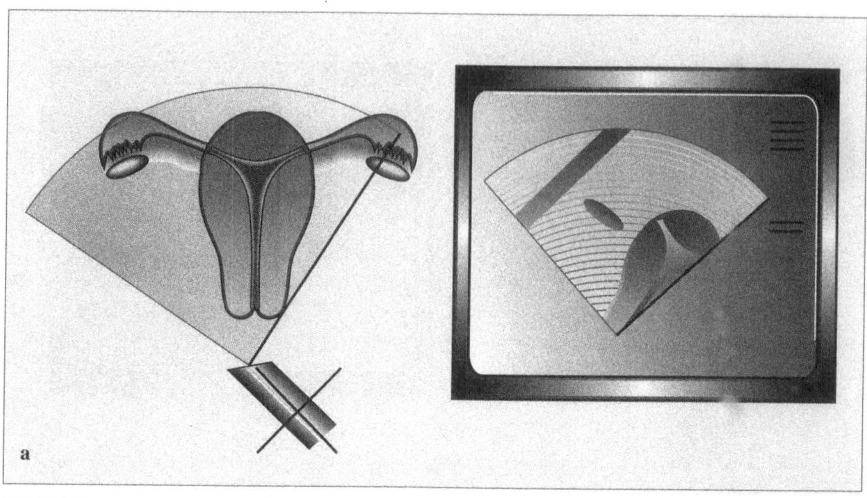

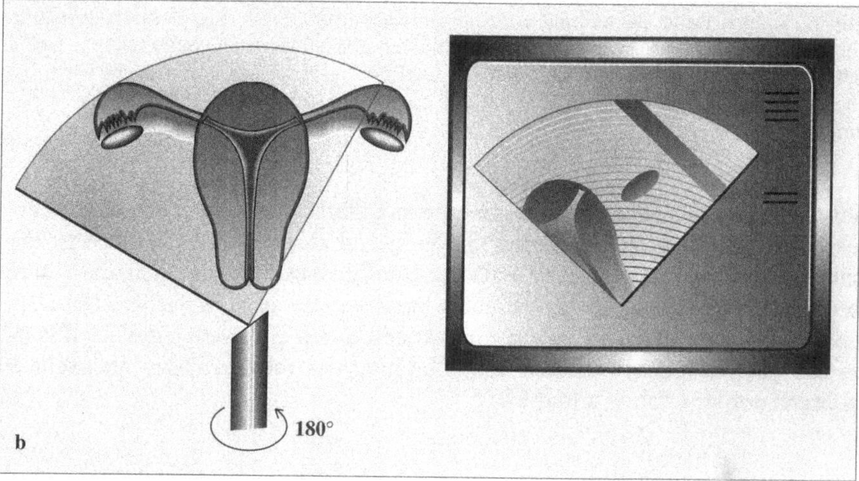

Abb. 8. a Um mit dem seitlich abstrahlenden Schallkopf das rechte Ovar darstellen zu können, müßte der Schaft des Schallkopfs extrem gekippt werden. Dieses Vorgehen verbietet sich durch Beschwerden der Patientin. **b** Zur Darstellung des rechten Ovars wird der Schallkopf um 180 ° gedreht. Damit erscheint das rechte Ovar am rechten Bildrand

nötigen Eindringtiefen deutlich geringer, so daß höherfrequente Ultraschallsonden verwandt werden können. Diese erhöhen das Detailauflösungsvermögen, denn bei gleichen Schallkopfbedingungen (gleiches Format, gleiche Apertur, gleiche Schalltiefe, gleiche Kanalzahl etc.) ändert sich die laterale Auflösung im Verhältnis der Frequenzen zueinander. Das bedeutet, daß die laterale Auflösung eines 5-MHz-Schallkopfes im Vergleich zu einem 3,5-MHz-Schallkopf um den Faktor 1,42 höher ist und damit eine bessere Bildinformation bietet.

Die beiden Vorteile der Technik markieren jedoch auch ihre Grenzen. Durch die Nähe des Schallkopfes zum untersuchten Organ ist die Übersichtlichkeit gerade bei Lageanomalien der Beckenorgane erschwert. Dies erfordert vom Untersucher eine große Erfahrung. Die höhere Schallfrequenz schränkt bei intensitätslimitierter Untersuchung die Eindringtiefe ein, so daß beispielsweise bei großem isthmokorporalem Myom das Cavum uteri nicht mehr vollständig abgebildet werden kann.

Des weiteren ist die Methode in der Kinder- und Jugendgynäkologie vor der Kohabitarche sowie bei Patientinnen mit Vaginalstenosen nicht anwendbar. Als Alternativen bieten sich hier die Abdominal- bzw. Perinealsonographie an.

Die Besprechung der Grenzen der Methode zeigt auf, daß die Methode der transvaginalen Sonographie in der Beurteilung der Frühgravidität oder der Darstellung der inneren Genitalorgane nicht in Konkurrenz mit der transabdominalen Sonographie gesehen werden kann. Die transvaginale Sonographie in der Embryonalperiode ist lediglich eine wesentliche und entscheidende Erweiterung der bislang geübten transabdominellen Technik. Grenzen einer Methode aufzuzeigen bedeutet Alternativen in der diagnostischen Ausnahmesituation zu schätzen. Diese Alternativen gilt es bei aller Begeisterung für eine Methode zu pflegen.

Vorteile der transvaginalen Sonographie

Untersuchung mit leerer Blase möglich
- keine Vorbereitung, keine Wartezeiten
- Untersuchung unmittelbar nach der klinischen gynäkologischen Untersuchung möglich
- Tastbefund wird sichbar und objektivierbar
Plazierung des Schallkopfes unmittelbar vor dem zu untersuchenden Organ
- keine Beeinträchtigung der Bildqualität bei Adipositas bzw. Adhäsiones im Zustand nach Voroperation
- durch Einschränkung der nötigen Eindringtiefe höhere Frequenzen mit besserer Auflösung

Grenzen der transvaginalen Sonographie

Mangelnde Übersichtlichkeit erfordert größere Erfahrung des Untersuchers
- durch die frequenzbedingte Einschränkung der Eindringtiefe sind hoch sitzende Adnextumoren oder die fetale Biometrie im II. und III. Trimenon nicht mehr möglich (**Alternative:** Abdominalsonographie)
- Methode nicht anwendbar in der Kinder- und Jugendgynäkologie vor der Kohabitarche sowie bei Vaginalstenosen (**Alternative:** Perinealsonographie, transabdominelle Sonographie)

2.6 Technische Anforderungen an ein Ultraschallsystem zur transvaginalen Sonographie

Für den praktisch-klinischen Einsatz der transvaginalen Sonographie sollten heute mechanische oder elektronische Sektorsonden eingesetzt werden. Eine Time-motion-Möglichkeit wäre wünschenswert, wobei nur über elektronische Sonden ein B-Bild-kontrolliertes, simultanes Time-Motion möglich ist.

Die Schallsonde sollte einen Durchmesser von 2 cm nicht überschreiten und bei zentraler, frontaler Abstrahlung einen Sektorwinkel von mindestens 120 ° aufweisen. Bei schräger Abstrahlung sollte mindestens ein 90 °-Winkel verfügbar sein. Die Ultraschallfrequenz sollte mindestens 5 MHz betragen.

Die Hardware des Ultraschallsystems sollte eine Vergrößerung aus dem B-Bild zulassen (Zoomvorrichtung) und über einen Bildspeicher (Cine-loop) verfügen.

Die Dokumentation der Ultraschalluntersuchung sollte entweder über Videoprinter oder Kleinbild- bzw. Multiformatkamera erfolgen. Videographische Dokumentationen sind für die Analyse funktioneller Befunde hilfreich. Aus forensischer Sicht ist die Videodokumentation jedoch nicht unproblematisch, da eine Einzelbildanalyse nach Abschluß der Untersuchung Befunde zur Darstellung bringen kann, die dem Untersucher während der Untersuchung entgangen sein können. Somit ist in der „Zeitlupe" ein Befund dokumentiert, der bei Echtzeituntersuchungsbedingungen übersehen wurde.

Die ideale transvaginale Ultraschallsonde sollte über einen schwenkbaren Sektor mit einem Abstrahlwinkel von mindestens 120 ° verfügen und eine Frequenzumschaltung von 5 auf 7,5 MHz ermöglichen.

Anforderungen an ein Ultraschallsystem zur transvaginalen Sonographie in der Embryonalperiode

- Ultraschallsystem im Real-time-B-Bild-Verfahren mit simultanem Time-Motion
- Schallsonde mit maximalem Durchmesser von 2 cm
- Sektorwinkel bei frontaler Abstrahlung > 120 ° und bei schräger Abstrahlung von mindestens 90 °

Ultraschallfrequenz mindestens 5,0 MHz
- Zoomvorrichtung aus dem B-Bild
- Dokumentation der Untersuchung über Videoprinter, Kleinbildkamera oder Videosystem

Ideal:
- schwenkbarer Sektor von mindestens 90 °
- umschaltbare Frequenz von 5,0 auf 7,5 MHz

3 Sicherheitsaspekte der transvaginalen Sonographie

Ultraschall wird seit 35 Jahren in der Gynäkologie und Geburtshilfe zu Diagnosezwecken angewandt („diagnostischer Ultraschall"). Die Untersuchungen von Ovarien und sich rasch differenzierendem Gewebe von Embryonen und Feten zwang Geburtshelfer und Gynäkologen dazu, sich mit Sicherheitsaspekten des diagnostischen Ultraschalls zu beschäftigen. Als Longitudinalwelle ist die Ausbreitung von Ultraschallwellen an Materie gebunden und somit potentiell in der Lage, physikalische und chemische Reaktionen im Gewebe, sogenannte Primärwirkungen, auszulösen. Solche Primärwirkungen können biologische Wirkungen wie Zell- und Gewebsschädigung, Teratogenität und Mutagenität bedingen. Die Intensitäten der applizierten Schallwellen können als I_{SPTA} (räumlicher Spitzenwert, zeitlicher Mittelwert) oder als I_{SPPA} (räumlicher Spitzenwert, Pulsmittelwert) angegeben werden. Erstere beschreibt die mittlere, über die gesamte Beschallungsdauer applizierte Intensität und ist ein Maß für die thermischen Effekte. I_{SPPA} gibt die Intensität des Einzelimpulses an und beschreibt die Gefährdung für das Auftreten von Kavitationen.

Zu diagnostischen Zwecken wird nach Empfehlungen der AIUM (American Institute of Ultrasound in Medicine) intensitätslimitiert untersucht, wobei maximale Intensitäten bis 100 mW/cm² I_{SPTA} (räumlicher Spitzenwert, zeitlicher Mittelwert) Anwendung finden (AIUM Bioeffect Report 1988, Barnett u. Kossoff 1992). Damit konnten bis heute keine negativen Effekte beobachtet werden (Rott 1994).

3.1 Primärwirkungen des diagnostischen Ultraschalls

Zu den Primärwirkungen des diagnostischen Ultraschalls zählen thermische Wirkungen, Kavitationen und chemische Wirkungen.

3.1.1 Thermische Wirkungen

Breiten sich Ultraschallwellen im Gewebe aus, kommt es zu Oszillationen der Gewebemoleküle um ihre Ruhelage. Um diese Molekülbewegungen zu ermöglichen, müssen Reibungskräfte überwunden werden, so daß ein Teil der Ultraschallenergie im Gewebe absorbiert und in Wärme umgewandelt wird. Die Schalldruckamplitude, die charakteristische akustische Impedanz des Gewebes und der akustische Absorptionskoeffizient sind für die Wärmeproduktion verantwortlich, während die Wärmeverluste durch die Gewebsperfusion, das beschallte Gewebsvolumen und die Wärmeleitfähigkeit charakterisiert sind. Zu den thermischen Effekten des Ultraschalls hat sich das AIUM-Bioeffekt-Komitee wie folgt geäußert:

„Diagnostischer Ultraschall, der eine Temperaturerhöhung von nicht mehr als 1 °C oberhalb der normalen physiologischen Temperaturen induziert, kann ohne jegliches Risiko in der klinischen Untersuchung angewandt werden. Werden jedoch in situ Temperaturen erreicht, die an 41 °C heranreichen oder diese überschreiten, kann dies den Feten verletzen. Je länger die Temperaturerhöhung bestehen bleibt, desto größer ist die Verletzungschance für den Feten." (AIUM Bioeffect Report 1988, Übersetzung aus dem Englischen durch den Autor)

Die Ultraschalldoppleruntersuchung von trächtigen Schafen mit maximalen Intensitäten eines handelsüblichen Ultraschallgerätes zeigte bei einer Expositionszeit des fetalen Gehirns von 140 s eine maximale Temperaturerhöhung von 0,07 °C (Stone et al. 1992). Unter In-vitro-Bedingungen läßt sich durch gepulste Dopplersysteme mit Intensitäten von 2,02 W/cm² (I_{SPTA}) bei zweiminütiger Beschallung eine Temperaturerhöhung von 1,8 °C nachweisen (ter Haar et al. 1989).

3.1.2 Kavitationen

Unter Kavitationen versteht man das Auftreten von Vakua in beschallten, entgasten Flüssigkeiten, die während der Unterdruckphase der Ultraschallausbreitung auftreten und in der anschließenden Überdruckphase wieder kollabieren. In biologischem Gewebe, das immer gelöste Gase enthält, können bei Ultraschallausbreitung Gasblasen (Pseudokavitationen) entstehen, die entweder in der Überdruckphase kollabieren, bei entsprechender Pulsfrequenz stabil bleiben oder an Größe zunehmen und dann zu Gewebszerreißungen führen. Die Wahrscheinlichkeit für das Entstehen von Pseudokavitationen steigt mit der Amplitude, der Pulslänge und der Schallfrequenz an.

Bislang vorliegende Daten belegen, daß es einen Schwellenwert für passagere Kavitationsbildungen gibt, der bei Spitzenintensitäten über 10 W/cm² und Pulslängen von Mikrosekunden liegt. Bis heute konnten selbst bei höheren Spitzenintensitäten keine biologischen Effekte nachgewiesen werden, die auf Kavitationen zurückzuführen sind (Carstensen u. Gates 1984).

3.1.3 Chemische Wirkung

Ultraschallwellen hoher Intensität können Makromoleküle depolymerisieren. Ein solcher Effekt, der von der Ausbildung von Kavitationen unabhängig ist, wurde auch für isolierte DNA nachgewiesen. Voraussetzung für diese chemische Wirkung ist eine große räumliche Ausdehnung der Moleküle, damit die mechanische Energie auf sie wirksam werden kann. Diese Bedingung ist jedoch bei zellulärer DNA nicht gegeben, so daß in vivo nicht mit chemischen Wirkungen gerechnet werden muß.

3.2 Biologische Wirkungen des diagnostischen Ultraschalls

Die folgenden biologischen Wirkungen sind durch Primärwirkungen des diagnostischen Ultraschalls möglich:

3.2.1 Zell- und Gewebeschädigung

Zell- und Gewebeschädigung durch Anwendung von Ultraschall sind durch thermische Wirkungen bedingt und reichen von einer Hyperämie bis zum Auftreten von Nekrosen. Hämorrhagien können infolge von Gewebszerreißungen durch Kavitationen auftreten. Ultrastrukturell können Ultraschallwellen hoher Intensität zu Veränderungen an allen Zellorganellen, insbesondere an den membranösen Strukturen von Mitochondrien und des endoplasmatischen Retikulum führen. Diagnostische Intensitäten reichen jedoch für die Auslösung derartiger Effekte nicht aus, da thermische Wirkungen und Kavitationen nicht erreicht werden (Maulik 1989).

3.2.2 Teratogene Wirkung

Unter teratogener Wirkung versteht man die Schädigung von embryonalem Gewebe, das sich in Entwicklung und Differenzierung befindet, mit der Folge von Mißbildungen und intrauterinem Fruchttod.

Derartige Wirkungen konnten an der Maus dann nachgewiesen werden, wenn durch Ultraschallexposition beim Muttertier eine Erhöhung der Körpertemperatur von mehr als 41 °C erreicht wurde. Dazu bedurfte es einer Beschallung mit 300 mW/cm² über 60 min. Ausgelöst wurden Fehlbildungen (Anenzephalie, Gaumenspalten, Skelettanomalien) wie sie durch Hyperthermie induziert werden können. Diese so ausgelösten teratogenen Effekte sind als hyperthermiebedingt anzusehen. Mit Intensitäten, wie man sie bei diagnostischem Ultraschall anwendet, konnten teratogene Effekte bisher nicht nachgewiesen werden.

Die Ultraschallexposition trächtiger Mäuse am 8. Tag der Embryonalentwicklung mit Intensitäten von 0,1–0,6 W/cm² über 5 min zeigte keine teratogene Wirkung. Auch bei Beschallung einer Kultur von Rattenembryonen mit Intensitäten von 1,2 W/cm² (I_{SPTA}) über bis zu 30 min rief keine morphologischen Auffälligkeiten hervor (Barnett et al. 1990). Zwei epidemiologische Studien konnten zeigen, daß geburtshilfliche Ultraschalldiagnostik im Vergleich zum nicht ultraschallexponierten Kontrollkollektiv die Inzidenz maligner Erkrankungen im Kindesalter nicht erhöht (Cartwright et al. 1984, Kinnier Wilson u. Waterhouse 1984).

Nachuntersuchungen gleichgeschlechtlicher Geschwisterpaare, von denen nur eines in utero ultraschallexponiert war, zeigten über einen Nachbeobachtungszeitraum von 6 Jahren keinen Einfluß auf das Wachstum der Kinder (Lyons et al. 1988). Langzeiteffekte eines Routineultraschallscreenings in utero wurden kürzlich als randomisierte Follow-up-Untersuchung vorgelegt. Diese ergab an 2428 Einlingen, daß in der Gruppe der in utero ultraschallexponierten Kinder eine statistisch auffällige Häufung der Linkshändigkeit gefunden wurde. Andere neurologische Entwicklungsauffälligkeiten konnten nicht beobachtet werden (Salvesen et al. 1993). Eine randomisierte Studie konnte zeigen, daß häufige Ultraschalluntersuchungen im Verlauf der Schwangerschaft zu einer Verringerung des Geburtsgewichtes um 25 g führt (Newnham et al. 1993).

Die bislang vorliegenden Befunde ergeben keine Hinweise auf eine teratogene Wirkung des diagnostischen Ultraschalls.

3.2.3 Mutagenität

Mutationen sind persistierende Veränderungen der genetischen Information der Zelle, die bei Somazellen zu Zelltod oder pathologischem Wachstum, bei Keimzellen zu Fehlgeburten, Fehlbildungen oder Erbkrankheiten führen können. Im diagnostischen Frequenzbereich zwischen 2 und 10 MHz konnten bis heute Punktmutationen nicht ausgelöst werden. Zum Ausschluß chromosomenschädigender Wirkung diagnostischen Ultraschalls wurden Kinder nach Inutero-Exposition untersucht. Dabei konnte ebensowenig eine vermehrte Chromosomenaberrationsrate festgestellt werden wie nach Beschallung tierischer Knochenmarkszellen.

Als sensibler Indikator mutagener Wirkungen wird die Untersuchung des Sister-Chromatid-Exchanges (SCE) angegeben. Die bislang vorliegenden Untersuchungen diesbezüglich sind nicht eindeutig. Während Morris nach Beschallung von Lymphozyten der G-1-Phase mit einer Frequenz von 1,05 MHz und Intensitäten von 15,3–36 W/cm^2 keine Erhöhung der SCE-Raten fand (Morris et al. 1978), berichtet Liebeskind über erhöhte SCE-Raten nach Beschallung menschlicher Lymphozyten mit 5 mW/cm^2 (I_{SATA}) bei einer Frequenz von 2 MHz (Liebeskind et al. 1979).

Alle bislang vorliegenden Untersuchungen, die eine statistische Erhöhung der SCE-Rate durch Ultraschallanwendung zeigten, konnten durch eine Vielzahl von Kontrolluntersuchungen nicht reproduziert werden. Gegenwärtig liegen in der Literatur keine gesicherten Belege dafür vor, daß diagnostischer Ultraschall SCE induziert (Rott 1994).

3.2.4 Komutagene Wirkung

Eine komutagene Wirkung liegt dann vor, wenn ein nicht mutagenes Agens die Wirkung eines bekannten Mutagens verstärkt. Die bislang vorliegenden Befunde haben gezeigt, daß Ultraschall von einer Intensität von über 1 W/cm^2 in der Lage ist, die mutagene Wirkung ionisierender Strahlung zu verstärken, wenn die Beschallung der Strahlenexposition folgt. Ultraschallexpositionen in unmittelbarem Anschluß an Strahlentherapien sollten daher vermieden werden.

3.3 Stellungnahme zur klinischen Sicherheit des diagnostischen Ultraschalls durch das Europäische Komitee für Ultraschallsicherheit, EFSUMB, Trondheim, 1994

Unter Würdigung der gesamten Literatur hat die Kommission für Ultraschallsicherheit der Europäischen Gesellschaft für Ultraschall in Medizin und Biologie (EFSUMB) die folgenden Empfehlungen ausgesprochen (Rott 1995)

Diagnostischer Ultraschall wird in der Geburtshilfe seit über 30 Jahren extensiv angewendet. Zahlreiche Untersuchungen von unterschiedlichem wissenschaftlichen Niveau („various degrees of sophistication") sind mit dem Bestreben durchgeführt worden, nachteilige Wirkungen aufzudecken. Keine dieser Untersuchungen hat zeigen können, daß Ultraschall diagnostischer Intensitäten, wie er z.Z. benutzt wird, den Feten oder die Mutter geschädigt hat.

Obwohl inzwischen eine Reihe epidemiologischer Studien vorliegt, können dennoch z.Z. noch keine hinreichend sicheren Schlußfolgerungen über die Harmlosigkeit des Ultraschalls gezogen werden. Es ist daher notwendig, auf Ergebnisse von Laboruntersuchungen in vitro und in vivo zurückzugreifen. Über verschiedene Wirkungen von potentieller klinischer Bedeutung wurde in einer Vielzahl von biologischen Systemen berichtet, die diagnostischem Puls- oder Dauerschall ausgesetzt waren. Diejenigen Effekte, die weiter untersucht worden waren, konnten entweder nicht bestätigt werden oder es gab widersprüchige Ergebnisse.

Das Routinescreening jeder schwangeren Frau mit der Echtzeitbildgebung im B-Mode ist nach den derzeit vorliegenden Fakten nicht kontraindiziert, die Entscheidung über die Durchführung sollte jedoch der klinischen Beurteilung überlassen werden.

Routineuntersuchungen mit Puls-Doppler-Verfahren an sich entwickelnden Embryonen während der besonders empfindlichen Periode der Organogenese können z.Z. nicht empfohlen werden, da biologische Effekte in denjenigen Geweben nicht auszuschließen sind, die im Doppler-Schallstrahl liegen. Es wird empfohlen, bei fetalen Untersuchungen die Leistung und die Expositionszeit im Puls-Doppler-Mode zu minimieren, insbesondere dann, wenn fetale Knochenstrukturen im Schallstrahl liegen, die bevorzugt erhitzt werden können. Diese Problematik ist ein Bereich aktueller wissenschaftlicher Forschung, bei dem endgültige Empfehlungen z.Z. nicht gegeben werden können.

Da neue Geräte mit höheren akustischen Leistungen und neuartige Untersuchungsverfahren sich zunehmend etablieren, besteht die Möglichkeit höherer Gewebeexposition; deshalb ist eine kontinuierliche Neubewertung der Sicherheit dieser diagnostischen Verfahren erforderlich.

Das Komitee bekräftigt das klinische Sicherheitsstatement des AIUM (American Institute of Ultrasound in Medicine) von 1988, betont aber gleichzeitig die Notwendigkeit weiterer Untersuchungen auf biologische Wirkungen unter physikalischen, biologischen und klinischen Aspekten.

Für den klinischen Anwender ergeben sich daraus folgende Konsequenzen:
- Ultraschalluntersuchungen sollten mit den geringstmöglichen, für die Diagnostik gerade ausreichenden Intensitäten durchgeführt werden.
- Der Untersucher sollte die Untersuchungsdauer bei Funktionsuntersuchungen des Feten so gering wie möglich halten. Zu diesem Zweck ist die intermittierende Analyse aus dem internen Speicher (Cine-loop) empfehlenswert.
- Daraus folgt, daß Funktionsuntersuchungen des Embryos und des Feten mittels gepulster Dopplertechnologie nur von in der B-Bild-Diagnostik erfahrenen Untersuchern durchgeführt werden sollten. Die geburtshilfliche Doppleruntersuchung ist für den Anfänger in der Sonographie ungeeignet.

4 Die Ultraschalluntersuchung im I. Trimenon

4.1 Praktische Anwendung der Vaginalsonde

4.1.1 Vorbereitung der Untersuchung – orientierende Untersuchung

Die transvaginale Sonographie kann im Unterschied zur transabdominellen Ultraschalluntersuchung des kleinen Beckens mit entleerter Harnblase durchgeführt werden. Eine gefüllte Harnblase kann die Untersuchung erschweren, da der Uterus in Folge der Harnblasenfüllung sich aufrichtet und in seiner Längsachse exakt in die Ausbreitungsrichtung des frontal abstrahlenden Schallkopfes gelangt. Dadurch wird die Abgrenzung der uterinen Konturen erschwert.

Die transvaginalsonographische Untersuchung kann entweder auf dem gynäkologischen Untersuchungsstuhl unmittelbar im Anschluß an die Palpationsuntersuchung oder auf einer einfachen Untersuchungsliege durchgeführt werden.

Der Vorteil einer Untersuchung auf dem gynäkologischen Stuhl besteht zum einen darin, daß zwischen der klinischen Untersuchung und der vaginalen Sonographie keine für die Patientin unangenehme Umlagerung notwendig ist. Ferner kann bei dieser Lagerung der Schallkopf unter optimaler Ausnutzung der Mobilität der Scheide bewegt werden.

Vielerorts wird die transvaginale Sonographie jedoch auf der Untersuchungsliege durchgeführt, wobei die Patientin mit angewinkelten und abduzierten Beinen in Rückenlage liegt und der Untersucher an der rechten Patientenseite sitzt. Ist bei dieser Untersuchungstechnik das Absenken des Schallkopfes nötig, kann die Patientin aufgefordert werden, die geballten Fäuste unter den Steiß zu nehmen. Alternativ kann durch ein Steißkissen die Untersuchung erleichtert werden.

Vor Beginn der Untersuchung wird der saubere Schallkopf, auf den eine kleine Menge Ultraschallgel aufgetragen worden ist, mit einem Kondom ohne Reservoir überzogen. Das Kondom wird glattgestrichen, damit keine Luftbläschen im Schallfenster liegen. Zur Erhöhung der Gleitfähigkeit und zur Schallankopplung wird Ultraschallgel auf das Kondom aufgebracht. Die Sonde wird, während die Labien mit zwei Fingern gespreizt werden, in die Scheide eingeführt und bis ins hintere Scheidendrittel vorgeschoben. Dabei wird die Sonde so gehalten, daß ein medianer Sagittalschnitt durch das kleine Becken erzielt wird, der im Regelfall den Uterus als Leitstruktur zur Abbildung bringt (s. Abb. 6). Ventral des Uterus, d.h. am rechten Bildrand stellt sich die Harnblase dar. Diese ist ventral/kaudal durch die Urethra eindeutig zu identifizieren. Von diesem Sagittalschnitt gewinnt man zunächst über Schrägschnitte Überblick über die Adnexregion, bevor dann eine Drehung des Schallkopfs um 90 ° im Uhrzeigersinn nach rechts erfolgt, der dann den Frontalschnitt durch die Gebärmutter zeigt. Auf diese Weise läßt sich so die linke Funduskante mit dem linken Ovar am rechten Bildrand zur Abbildung bringen (s. Abb. 7). Mit dem von uns verwendeten Schallkopf mit lateraler Abstrahlung ist aus diesem Schnitt heraus die rechte Adnexregion nur unter extremem Abkippen des Schallkopfes möglich. Um eine optimale Darstellung der rechten Adnexregion zu erreichen, muß der Schallkopf um 180 ° gegen den Uhrzeigersinn zurückgedreht werden. Derart kommt die rechte Adnexregion ebenfalls am rechten Bildrand zur Darstellung (s. Abb. 8 b).

4.1.2 Untersuchungsablauf der Ultraschallvorsorgeuntersuchung in der Frühgravidität

Die Vorsorgeuntersuchung beginnt üblicherweise mit einem orientierenden medianen Sagittalschnitt durch die Leitstrukturen Uterus und Harnblase. Die Drehung des Schallkopfes um bis zu 90 ° bringt die Ovarien zur Darstellung. Um den u.U. zwischen Schallkopf und Ovar gelegenen Darm – der den Einblick auf das Ovar verwehrt und sonographisch durch die Peristaltik gut abgrenzbar ist – zu verdrängen, erfolgt die externe Palpation mit der linken Hand. Dadurch läßt sich in vielen Fällen das Ovar unmittelbar in den Schallkegel drücken und gut abbilden.

Die Übersichtsbeurteilung wird abgeschlossen durch die Untersuchung der retrozervikalen Region, die zur Abbildung gelangt, wenn der Schallkopf vom lateralen Scheidengewölbe wieder in die mediane Sagittalposition zurückgedreht wird. Normalerweise findet sich im Douglas-Raum nur eine geringe Sekretansammlung. Das Ausmessen des Flüssigkeitsdepots im medianen Sagittalschnitt ergibt selten mehr als 10 × 10 mm.

Die eigentliche Ultraschallvorsorgeuntersuchung im I. Trimenon beginnt mit der **Festlegung des Implantationsortes.** Dabei wird im medianen Sagittalschnitt vom Zervikalkanal ausgehend das Cavum uteri dargestellt und dort der Trophoblast (Chorion frondosum und Chorion laeve) aufgesucht. Diese Strukturen müssen allseits von Myometrium umgeben sein. Dazu wird der Schallkopf median sagittal geführt und anschließend nach links und rechts abgekippt. Zur Sicherung der intrauterinen Implantation wird der Schallkopf um 90 ° gedreht, um im Frontalschnitt die Umgrenzung der Chorionhöhle darzustellen. Dieser systematische Ansatz verhindert Fehleinschätzungen bezüglich des Implantationsortes, denn nicht jede vitale Schwangerschaft ist intrauterin implantiert.

Im Anschluß an den Nachweis der intrauterinen Lokalisation bzw. im Rahmen dieser Abklärung erfolgt der **Ausschluß bzw. Nachweis von Mehrlingsschwangerschaften.** Werden Mehrlinge nachgewiesen, so gilt es, die Chorionizität zu klären. Ist nur eine Chorialplatte nachweisbar, ist die Amnionizität abzuklären. Dies gelingt jedoch erst nach Abschluß der 7. Woche p.m. Erst dann ist das Amnion eindeutig vom Embryo zu trennen. Monochoriale, diamniotische Mehrlinge (MoDi), die immer auch monozygote Mehrlinge sind, weisen ein erhöhtes antepartales geburtshilfliches Risiko auf. Fetofetale Transfusionssyndrome sind bei diesen Mehrlingen möglich, und typische Zwillingsfehlbildungen treten gehäuft auf. Nach Ausschluß von antepartalen Befundrisiken sind die Geburtsrisiken wie bei den dichorialen, diamniotischen Mehrlingen (DiDi) zu sehen.

Monochoriale, monoamniotische Zwillinge (MoMo) sind die seltenste Form der Mehrlingsbildung, jedoch mit den höchsten geburtshiflichen Risiken assoziiert. Neben den antepartalen Risiken der monochorialen, diamniotischen Mehrlinge sind noch geburtshifliche Risiken sub partu zu bedenken (Nabelschnurverknotung und Verhakung).

Durch die antepartale Diagnostik der Chorionizität, die im I. Trimenon wesentlich leichter fällt und sicherer zu beurteilen ist als in späteren Schwangerschaftsphasen, ist ein wichtiges Befundrisiko für die Betreuung der Mehrlingsschwangerschaft festgelegt. Die Kenntnis der Zygotie ist im Rahmen der Schwangerenvorsorge für die Risikoeinschätzung bezüglich einer Chromosomenaberration von Bedeutung. Eine exakte Festlegung der Zygotie ist jedoch sonographisch nicht möglich. Obwohl etwa ein Drittel der monozygoten Zwillinge durch Teilung vor dem 3. Tag p.c. eine dichoriale Plazenta aufweisen, wird im klinischen Alltag die dichoriale Geminigravidität mit einem erhöhten Risiko für das Auftreten einer Chromosomenaberration gesehen.

Merke: Neben der Zygotie stellt die Chorionizität ein wesentliches, klinisch relevantes antepartales Befundrisiko dar.

Der nächste Schritt der Ultraschallvorsorgeuntersuchung ist die Beurteilung der **embryonalen Morphologie**. Die sonomorphologische Entwicklung des Embryos wird in 6.4 ausführlich dargestellt. Durch die Plazierung des Schallkopfes im Scheidengewölbe sind nur jeweils zwei Hauptschnittebenen durch den Embryo und eine Vielzahl von dazugehörigen Schräg- bis Parallelschnitten möglich. Mit Hilfe der herkömmlichen Real-time-Schallköpfe ist die 3. Hauptschnittebene aus allen diesen Ebenen nur in der Vorstellung des Untersuchers nachvollziehbar, jedoch nicht zur Abbildung zu bringen, wenn der Embryo keine Eigenbewegungen zeigt. Mit der ersten auf dem Markt befindlichen 3-D-Vaginalsonde ist nun diese 3. Hauptebene aus einem gespeicherten Volumen heraus auch abbildbar geworden (s. Abb. 3).

Über die Anamnese sollte der Untersucher die erwartete Schwangerschaftsdauer kalkulieren und die dementsprechend zu erwartenden morphologischen Kriterien aufsuchen.

Sind Diskrepanzen zwischen anamnestischer und morphologischer Schwangerschaftsdauer gegeben, so werden diese im nächsten Schritt der Untersuchung, nämlich der **Biometrie des Embryos** geklärt. Die korrekte Biometrie des Embryos setzt seine sonomorphologische Untersuchung voraus. Nur unter diesen Bedingungen ist ein Meßstreckenabgriff in der entsprechenden, korrekten Referezebene möglich. Biometrie und Sonomorphologie sind in der Lage, so exakt wie kein anderer klinischer Parameter das Embryonalalter festzulegen.

Die Biometrie wird abgeschlossen durch die Bestimmung der **embryonalen Herzfrequenz**, die über das Time-motion-Verfahren ermittelt wird, das in den allermeisten heute verfügbaren Vaginalscannern eingebaut ist. Damit ist die Vitalität des Embryos belegt und im Bild so festzuhalten, wie sie sich dem Untersucher im Real-time-B-Bild durch die Pulsation des embryonalen Herzens darstellt.

> **Ablauf der Ultraschallvorsorgeuntersuchung im I. Trimenon**
> 1. Orientierung (Beurteilung der Adnexe)
> 2. Beurteilung des Implantationsortes
> 3. Ausschluß oder Nachweis der Mehrlingsschwangerschaft
> 4. Beurteilung der embryonalen Morphologie
> 5. Biometrie des Embryos
> 6. Beurteilung der Vitalität des Embryos
> 7. Beachten von Hinweisen für das Vorliegen embryonaler Pathologie

Zum Abschluß der Untersuchung muß die Frage geklärt werden, inwieweit **Hinweise für das Vorliegen embryonaler Pathologie** vorliegen. Als solch ein Hinweis ist die auffällige embryonale Körperkontur zu nennen. Dabei sind vor allen Dingen Auffälligkeiten der Entwicklung des embryonalen Zentralnervensystems, des embryonalen Nackens und der vorderen Bauchwand zu berücksichtigen. Der letztgenannte Punkt gestaltet sich besonders schwierig, da der physiologische Nabelbruch unterschiedliche Größen aufweisen und bis zur 12. SSW p.m. nachgewiesen werden kann (Timor-Tritsch et al. 1989, Schmidt et al. 1987).

Auf die Bedeutung der EHF als Hinweiszeichen für eine pathologische Embryonalentwicklung wird unter 10.6 ausführlich eingegangen. Eine kleinere Herzfrequenz als die Summe aus dem 5,7fachen der GL und 70,26 (EHF $<$ 70,26 + 5,7 × GL) weist auf eine embryonale Auffälligkeit hin. Diese Formel gilt für Embryonen mit einer GL von kleiner/gleich 10 mm.

Weitere Hinweise für das Vorliegen embryonaler Pathologie stellen der Nachweis abnormaler Organstrukturen, wie beispielsweise eine Megavesica, eines Hydrothorax und der Nachweis von Auffälligkeiten der Nabelschnur und Plazenta dar.

Von einer auffälligen Wachstumskurve kann nur dann gesprochen werden, wenn im Verlauf der Embryonalperiode zwei Untersuchungen durchgeführt worden sind, die eine Differenz des Embryonalalters von mehr als 8 Tagen aufweisen.

Hinweise für das Vorliegen embryonaler Pathologie

1. Auffällige Körperkontur (ZNS, Bauchwand, Nacken)
2. Abnorme Herzfrequenz
3. Abnorme Organstrukturen
4. Auffälligkeiten der Nabelschnur und/oder Plazenta
5. Pathologie der Mehrlingsschwangerschaft
6. Auffällige Wachstumskurve

4.1.3 Dokumentation der Befunde

Die Dokumentation des erhobenen Ultraschallbefundes ist wesentlicher Bestandteil der Ultraschalluntersuchung und schließt diese ab. Dabei sollten die wesentlichen Befunde wie der Nachweis der intrauterinen Implantation und die Biometrie im Ultraschallbild festgehalten werden. Die Messung der EHF im Time-motion-Bild ist bei uns üblich und wird auch im Bild festgehalten. Dieses Vorgehen dient lediglich der Beantwortung wissenschaftlicher Fragestellungen und zwingt nicht unmittelbar zu ärztlichem Handeln, so daß eine solche Messung nicht zur Pflicht erhoben werden kann. Neben der Bilddokumentation sollte jeder Ultraschallbefund in der Schwangerenakte und im Mutterpaß **schriftlich** dokumentiert werden. Die Bilddokumente sollten neben dem Tag der Untersuchung auch die Uhrzeit (im Ultraschallgerät integriert) und den Patientennamen oder eine eindeutige Identifikationsnummer tragen (Abb. 9).

Aus einer solchen Ultraschalldokumentation sollen die ärztlichen Schlußfolgerungen aus der Untersuchung klar ersichtlich sein. Ziel eines solchen Vorge-

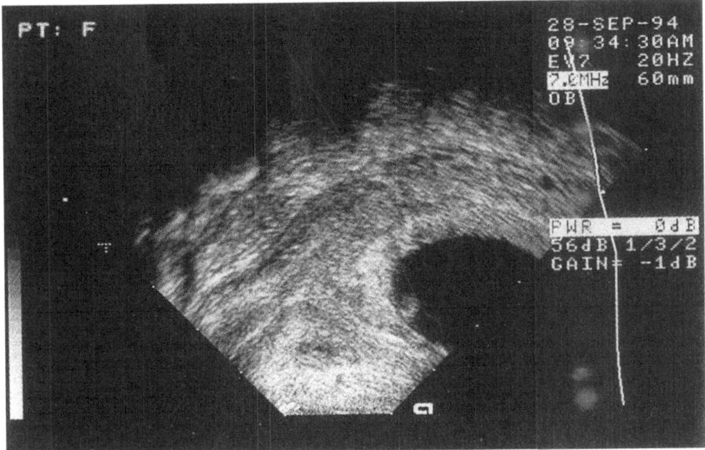

Abb. 9. Medianer Sagittalschnitt durch das kleine Becken. Dargestellt ist der Zervikalkanal und der anteflektierte Uterus mit der intrauterin an der Uterushinterwand implantierten Schwangerschaft

hens ist es, die objektivierbaren Fakten festzuhalten und damit die aus der Untersuchung gezogenen Schlußfolgerungen nachvollziehbar zu machen. Nur so ist im Falle einer juristischen Auseinandersetzung ein Gutachter oder Sachverständiger in der Lage, die Untersuchung zu würdigen.

Alle als auffällig interpretierten Befunde sollten im Bild festgehalten werden.

Merke: Bild- und Schriftdokumentation sind die einzigen Belege, durch die der Untersucher nachweisen kann, daß er die dynamische Real-time-Untersuchung sorgfältig und entsprechend dem wissenschaftlichen Standard durchgeführt hat.

5 Ziele der Ultraschallvorsorgeuntersuchung im I. Trimenon

Vorsorgeuntersuchungen im Rahmen der Mutterschaftsvorsorge sind Massenuntersuchungen, die jeder Schwangeren zugute kommen sollten. Voraussetzungen dafür, eine Untersuchung als Vorsorgeuntersuchung einzusetzen, sind zum einen die einfache und flächendeckende Durchführung des Verfahrens; zweitens muß sichergestellt sein, daß die in Frage stehende Methode klinisch relevante Ziele erfüllen kann, und schließlich muß der Einsatz der Methode finanzierbar sein.

Demzufolge ist eine Reflexion über die Ziele einer Ultraschallvorsorgeuntersuchung im I. Trimenon nötig. Erst die Beschreibung der Zielvorgaben ermöglicht es, eine Validierung einer solchen Untersuchung durchzuführen und damit die wissenschaftliche Begründung zu liefern.

Eines der wichtigsten Ziele der klinischen Schwangerenvorsorge ist die Festlegung des **Implantationsortes**. Damit kann die Extrauteringravidität mit hoher Wahrscheinlichkeit ausgeschlossen werden. Eine gleichzeitige intra- und extrauterine Implantation wird mit einer Häufigkeit von 1:30 000 angegeben (Krone et al. 1989). Allein mit klinischen Mitteln ist eine exakte Lokalisation des Implantationsortes nicht möglich. Ohne Ultraschalluntersuchung wird die oft bedrohliche Situation einer extrauterinen Implantation erst durch die klinischen Symptome manifest, die unmittelbar einer akuten Notfallsituation vorangehen.

Für den Arzt – und noch viel wichtiger für die Eltern – ist der **Nachweis der embryonalen Vitalität** von Bedeutung. Diese läßt sich zum einen indirekt aus dem Wachstum der Chorionhöhle und dem erstmaligen Erscheinen embryonaler Strukturen (Dottersack) belegen. Die Vitalität des Embryos ist sicher nachgewiesen, wenn die embryonale Herzaktion beobachtet und ggf. mittels Time-motion-Sonographie gemessen und dokumentiert werden kann.

Der sonographische Vitalitätsnachweis gelingt bereits in der 7. SSW, während mit klinischen Methoden der sichere Vitalitätsnachweis mit dem Auftreten erster Kindsbewegungen frühestens ab etwa der 18. SSW möglich ist.

Da klinische Entscheidungen in der Geburtshilfe immer abhängig sind vom Geburtstermin, ist die **Terminfestlegung** eine der wichtigsten Aufgaben der Schwangerenvorsorge. Die Bedeutung des anamnestischen Schwangerschaftsrisikos „unklarer Termin" ist in den heute publizierten regionalen Perinatalerhebungen dokumentiert und betrifft trotz der heute praktizierten Schwangerenvorsorge mit Ultraschalldiagnostik im II. Trimenon nach der Bayerischen Perinatalerhebung noch bis zu 5 % der Schwangeren.

Moderne Pränatal- und Perinatalmedizin hat nicht nur das Ziel, den Entbindungstermin zu schätzen; für die Bewertung biochemischer Befunde im Verlauf der Schwangerschaft ist die Schätzgenauigkeit einer Altersbestimmung von Bedeutung. Hormonanalysen im Verlauf des anamnestisch regelmäßigen 28tägigen Zyklus zeigen, daß der Ovulationstermin von Tag 10 bis Tag 20 p.m. schwankt. Die Schätzung des Ovulationszeitpunktes aus optimalen anamnestischen Angaben weist somit eine Schwankungsbreite auf, die in die Bewertung des Schwangerschaftsalters mit einfließen muß (Bell u. Loraine 1965).

Für die vielen Frauen, deren anamnestische Angaben unsicher sind (unregelmäßige Zyklusverhältnisse, Konzeption nach Pilleneinnahme, Konzeption während oder unmittelbar im Anschluß an die Laktationsperiode), bleibt nur die klinische Schätzung des Entbindungstermins durch Beurteilung der Uterusgröße und des Fundusstandes, sowie die Ultraschallbiometrie. Die letztere zeigt die größte Schätzgenauigkeit, wenn im I. Trimenon durchgeführt.

Da eine Vielzahl von Schwangerschafts- und Geburtsrisiken bei der **Mehrlingsgravidität** gehäuft auftreten, ist die Kenntnis über das Vorliegen einer Mehrlingsschwangerschaft für die Schwangerenbetreuung bedeutsam. Um möglichst sicher die Chorionizität und die Amnionizität festlegen zu können, ist eine frühe Ultraschalluntersuchung notwendig. Monochoriale Mehrlingsschwangerschaften, die immer monozygot sind, stellen ein antepartales Befundrisiko dar und können durch fetofetale Transfusionssyndrome oder typische Mehrlingsfehlbildungen kompliziert sein.

Letztes Ziel der Ultraschallvorsorgeuntersuchungen auch im I. Trimenon ist das **Beachten von Hinweiszeichen für das Vorliegen embryonaler Erkrankungen**. Als solche sind zu werten die auffällige äußere Körperkontur, die in Bezug auf die größte Länge zu geringe EHF, abnorme Organbefunde und Auffälligkeiten der Nabelschnur und der Plazenta. Bei Mehrlingsschwangerschaften können Hinweise auf Fehlbildungen aus unterschiedlicher Morphologie und Biometrie der Mehrlinge resultieren. Sollte bereits im I. Trimenon nach Mehrfachmessung eine Wachstumskurve vorliegen, so sind Abweichungen vom normalen Wachstumsverlauf als ein abklärungsbedürftiges Zeichen für eine embryonale Pathologie zu werten.

6 Embryonalentwicklung des Menschen

6.1 Philosophische Spekulationen und Naturbeobachtungen zur Entwicklung des ungeborenen Menschen

Unsere Vorstellungen über die Entstehung und vorgeburtliche Entwicklung des Menschen waren zu allen Zeiten geprägt von philosophischen Spekulationen und den teilweise daraus resultierenden zeitbedingten Naturbeobachtungen.

Über Jahrhunderte herrschte die Lehre von der Präformation des Menschen vor. Im 17. Jahrhundert glaubte man nach der Entdeckung der Spermien im Lichtmikroskop, die Präformationstheorie augenscheinlich bestätigen zu können. Die lichtmikroskopische Form der Spermien schien ein Beleg der im Spermienkopf präformierten menschlichen Gestalt (Abb. 10), die in der Gebärmutter der Frau nur noch an Größe zunehmen müsse. Die neue Methode der Lichtmikroskopie trug zunächst zur Unterstützung der Präformationstheorie bei.

Erst im 18. Jahrhundert führten neue Erkenntnisse über die systematischen Anatomie durch Caspar Friedrich Wolff zur Theorie der Epigenese und zwangen zur Aufgabe der Präformationstheorie. Wolff ging in seiner „Theoria generationes" von einer Neubildung der Organe aus und gab damit Anstoß zur vorgeburtlichen Erforschung der menschlichen Entwicklung. In Ermangelung menschlicher Embryonen studierte Karl Ernst von Baer Embryonen von Tieren und legte 1828 seine epochemachende „Entwickelungsgeschichte der Thiere" vor. In diesem Werk der vergleichenden Embryologie beschreibt er den Grundbauplan der verschiedensten Vertebraten und kommt zu dem Schluß, daß junge Embryonen der verschiedensten Spezies untereinander mehr Ähnlichkeiten aufwiesen als mit ihren erwachsenen Eltern.

Ernst Haeckel ergänzte diese Untersuchungen durch lichtmikroskopische Befunde an menschlichen Embryonen. In seiner 1868 erschienenen „Natürlichen Schöpfungsgeschichte" vergleicht er die vorgeburtliche Entwicklung des Menschen mit der embryonalen Entwicklung verschiedenster Vertebraten. Die Interpretation seiner Befunde unter dem Eindruck der 1859 von Charles Darwin begründeten Evolutionstheorie führte zum biogenetischen Grundgesetz, das Haeckel folgendermaßen formulierte: „Die Ontogenesis, oder die Entwicklung des Individuums, ist eine kurze und schnelle, durch die Gesetze der Vererbung und Anpassung bedingte Wiederholung (Recapitulation) der Phylogenesis oder der Entwicklung des zugehörigen Stammes." (Haeckel 1868)

230   ESSAY DE DIOPTRIQUE.

que la tête feroit peut-être plus grande à propor-
tion du refte du corps, qu'on ne l'a deffinée icy.

ART. XC.
Ce que c'eft que l'œuf de la femme, & comment un enfant vient ordinairement au monde.

Au refte, l'œuf n'eft à pro-
prement parler que ce qu'on
appelle *placenta*, dont l'enfant,
aprés y avoir demeuré un cer-
tain temps tout courbé & com-
me en peloton, brife en s'éten-
dant & en s'allongeant le plus
qu'il peut, les membranes qui le
couvroient, & pofant fes pieds
contre le *placenta*, qui refte atta-
ché au fond de la matrice, fe
pouffe ainfi avec la tête hors de
fa prifon; en quoi il eft aidé par
la mere, qui agitée par la dou-
leur qu'elle en fent, pouffe le
fond de la matrice en bas, &
donne par confequent d'autant
plus d'occafion à cet enfant de
fe pouffer dehors & de venir
ainfi au monde.

L'experience nous apprend
que beaucoup d'animaux for-
tent à peu prés de cette maniere
des œufs qui les renferment.

ART. XCI.
Que l'on peut pouffer bien plus loin cette nouvelle penfée de la generation, & comment.

L'on peut pouffer bien plus
loin cette nouvelle penfée de la
generation, & dire que chacun de ces animaux
mâles, renferme lui-même une infinité d'autres

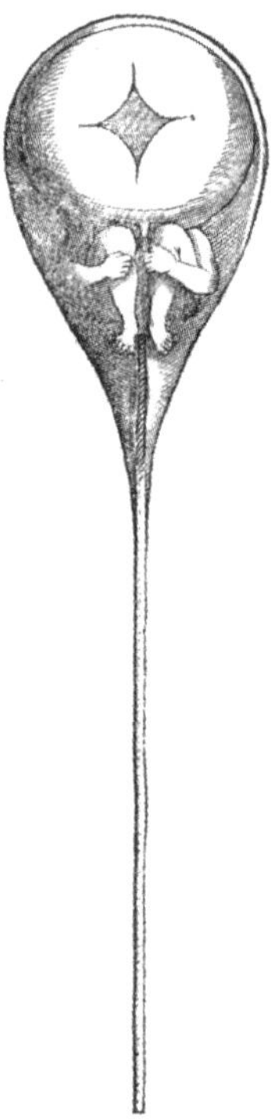

Abb. 10. Samenmensch nach Hartsoeker (1694)

Die Einführung der Fixationstechnik und Serienschnittanalyse Ende des vergangenen Jahrhunderts begründete das systematische Studium der Human-embryologie. In den darauffolgenden Jahrzehnten erfolgte an der Carnegie-Sammlung menschlicher Embryonen die Beschreibung der Morphogenese des Humanembryos. Dabei konnte die humanspezifische Entwicklung des Men-schen zweifelsfrei nachgewiesen werden. So formulierte Streeter 1945:

Die Embryogenese weist an verschiedenen Punkten Ähnlichkeiten mit dem allgemein akzeptierten Evolutionsprozeß der Tiere von niederen zu höheren Formen auf ... Diese Ähnlichkeiten sind so auffällig, daß man glaubte, daß die Embryogenese und die Phylo-genese analog seien, eine Idee, die im „Biogenetischen Gesetz" formuliert wurde ... Tat-sächlich aber weisen unterschiedliche Spezies in ihren frühen embryonalen Stadien strukturelle Unterschiede auf. Daher erscheint die einzige Analogie zwischen Embryoge-nese und Phylogenese darin zu liegen, daß sich beide mit der Transformation einfacher in komplizierte Organismen beschäftigen. Es gilt heute als erwiesen, daß die entschei-dende Phase der Phylogenese auf die Zeit der Befruchtung der Eizelle beschränkt ist. Alles andere liegt in der Natur der genetischen Erfüllung." (Streeter 1945)

Diese Fakten fanden jedoch keinen Eingang in die naturwissenschaftliche Lehrmeinung. Ähnlich der Präformationstheorie wurde das biogenetische Grundgesetz von Haeckel über ein Jahrhundert tradiert und findet sich noch heute in Standardwerken der Biologie (Vogel u. Angermann 1971).

Die Ergebnisse der embryologischen Forschung dieses Jahrhunderts fanden keine allgemeine Anerkennung. Erst Fortschritte der Molekularbiologie haben uns in den 50er Jahren dieses Jahrhunderts gezeigt, daß das materielle Substrat für das artspezifische, individuelle menschliche Leben in der Desoxyribonukleinsäure (DNA) des Zellkernes vorliegt. Der aus den Bausteinen der DNA bestehende Chromosomensatz entsteht mit der Verschmelzung der haploiden Erbanlagen von Ei- und Samenzelle und legt die genetische Identität des neu entstandenen menschlichen Lebens eindeutig fest (Watson u. Crick 1953, Lejeune et al. 1959).

Die klinische Anwendung der In-vitro-Fertilisation beim Menschen ermöglicht seit fast 20 Jahren, den Vorgang der Verschmelzung von Ei- und Samenzelle und die ersten Zellteilungen am lebenden menschlichen Embryo zu beobachten. Der Einsatz der transvaginalen Sonographie führt heute den untersuchenden Ärzten und den Schwangeren die Embryonalentwicklung unmittelbar im Anschluß an die Implantation in die Gebärmutter vor Augen und läßt die Ergebnisse der an toten Embryonen gewonnenen deskriptiven Embryologie am lebenden Embryo nachvollziehen. Die Möglichkeit, lebende Embryonen vor und nach der Implantation zu studieren, eröffnet der Humanembryologie neue Wege.

6.2 Historische Entwicklung der Humanembryologie

Zu Beginn des 16. Jahrhunderts begründete Vesal mit dem Studium der menschliche Leiche die Wissenschaft der menschlichen Anatomie. Sein Schüler Matteo Realdo Colombo versuchte mit den ihm verfügbaren Methoden der Makroskopie eine Humanembryologie zu begründen, scheiterte jedoch an den methodischen Problemen der kleinen Dimension und der zu geringen Zahl zur Untersuchung verfügbarer Embryonen. Die Methode der Lichtmikroskopie ermöglichte es Karl Ernst von Baer erstmals, sich ein Bild von der menschlichen Eizelle zu machen. Der schlechte Erhaltungszustand menschlicher Embryonen und die unzureichende Fixationstechnik ließen selbst unter dem Lichtmikroskop ein Studium der menschlichen Embryonalentwicklung nicht zu.

Erst Wilhelm His gelang es 1887 erstmalig durch den kombinierten Einsatz von Fixationstechnik und Serienschnittanalyse, die topographische Anatomie des Embryos zu studieren. Er gilt als Begründer der Humanembryologie und wird als „Vesalius der menschlichen Embryologie" bezeichnet. Auf der Basis der Arbeiten von His führten Franz Keibel und Franklin P. Mall systematische Untersuchungen zur Entwicklungsgeschichte des Menschen durch. Es entstand das erste Handbuch der Entwicklungsgeschichte des Menschen (Keibel u. Mall 1910). Neben der Deskription wurde von Mall erstmals ein Maßsystem eingeführt und der Versuch einer Klassifizierung unternommen.

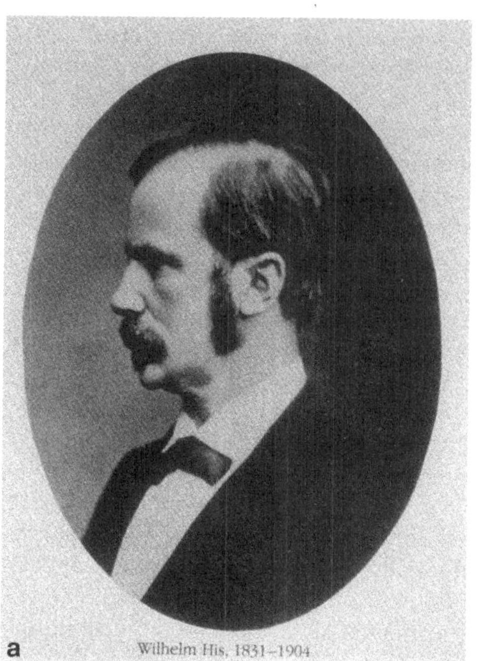

Abb. 11. Die wissenschaftlichen Väter der Humanembryologie

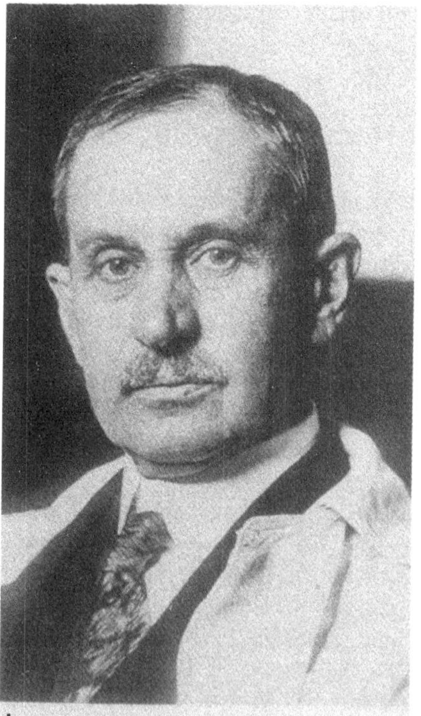

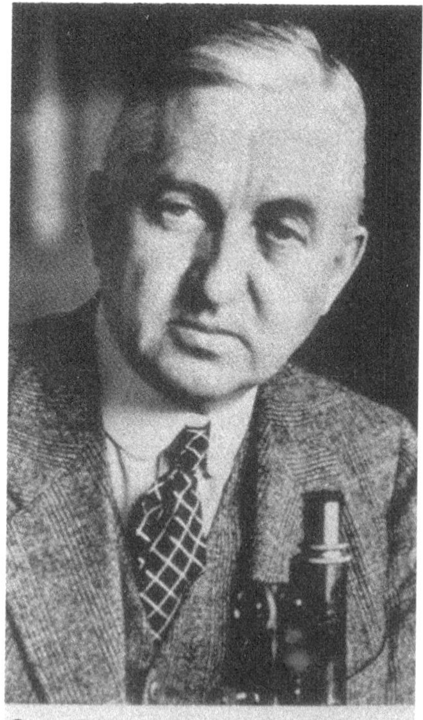

Tabelle 2. Carnegie-Stadien der Embryonalentwicklung (nach O'Rahilly u. Müller, 1987)

Woche p.c.	Stadium	Alter Tage	Hauptmerkmal
1	1		Zygote, Vorkerne, erste Furchungsteilung
	2	1,5–3	Morula, 2–36 Zellen
	3	4–4,5	Freie Blastocyste, Embryoblast, Throphoblast
2	4	5–6	Angeheftete Blastocyste, bilaminärer Keim
	5	7–12	Frühe Implantation, Keimscheibe und primärer Dottersack
3	6	13	Primärstreifen, sekundärer Dottersack, Zottenbildung
	7	16	Chordafortsatz, Individuation, beginnender intravillöser Raum
	8	18	beginnende Neurulation
	9	20	Somitenbildung beginnt
4	10	22	Schluß des Neuralrohres beginnt, Pharyngealbogen 1+2, 4–12 Somiten
	11	24	Schluß des rostralen Neuroporus mit Bildung der Augenbläschen, 13–20 Somiten
	12	26	Schluß des caudalen Neuroporus, Pharyngealbogen 3, Armknospen, 21–29 Somiten
	13	28	Armfalten, Beinknospen, ca. 30 Somiten, erste Herzkontraktion
5	14	32	Beginnende Einsenkung der Nasenplakode, zirkulierender Kreislauf
	15	33	Nasengrube, Großhirnbläschen, Rückbildung der rechten V. umbilicalis
6	16	37	Frontalisation der Nasengrube und Pigmenttierung des Auges beginnen, Fußplatte
	17	41	Nasenwülste noch durch Furchen getrennt, Mittelhandstrahlen
7	18	44	Gesichtswülste verstreichen, Augenlider und Nasenspitze beginnen, Knie deutlich, Mittelfußstrahlen
	19	47–48	Flexion und Pronation von Hand und Arm
8	20	50–51	Finger getrennt, Dorsalflexion des Fußes
	21	52	Kopfaufrichtung beginnt, Hände und Füße nähern sich der Mittellinie
	22	54	Zehen getrennt
	23	56–57	Unterkiefer wird prominent, Endknospe rückgebildet

Die Sammlung von Humanembryonen durch Franklin P. Mall, die sogenannte „Carnegie Collection", wurde die Grundlage für das Studium der Embryologie in diesem Jahrhundert. George L. Streeter gruppierte die Embryonen bis zu 32 mm Länge der Carnegie-Sammlung in 23 „Developmental horizons" (Streeter 1942, 1945, 1948; Streeter et al. 1951). Die Zuordnung des Embryonalalters zu den nach morphologischen Kriterien klassifizierten Gruppen erfolgte unter Berücksichtigung der Anamnese und des Vergleichs mit datierten Embryonen des Rhesusaffen. Streeters Werk wurde von C.H. Heuser und G.W. Corner 1951 fortgesetzt. Die Klassifikation der ersten 9 Stadien erfolgte 1973 durch O'Rahilly, der damit die Carnegie-Klassifikation komplettierte (O'Rahilly 1973). Die wissenschaftlichen Väter der Humanembryologie zeigt Abb. 11.

Das Carnegie-System zur Klassifizierung menschlicher Embryonen war die Basis für die humanembryologischen Atlanten von Blechschmidt (1961) und Gasser (1975). Neue Methoden der Datierung von Embryonen führten O'Rahilly und Müller 1987 zu einer Modifikation der Streeterschen Klassifikation. Die 23 über morphologische und biometrische Daten charakterisierten Stadien („Stages") bilden die Grundlage der deskriptiven Embryologie und sind international anerkannt.

6.3 Bedeutung der Humanembryologie für die klinische Medizin

Die deskriptive Embryologie befaßt sich mit der Beschreibung der normalen Embryonalentwicklung und der Klassifizierung der Embryonen. Die damit mögliche Zeittafel der embryonalen Organentwicklung ist in der klinischen Pränatalmedizin von Bedeutung bei der Suche nach Ursachen für die Entstehung embryonaler Erkrankungen. Als wissenschaftlich belegte embryotoxische Noxen gelten das Thalidomid und das Rötelnvirus (Gregg 1941; Lenz u. Knapp 1962).

Durch den Einsatz bildgebender sonographischer Verfahren ist ein Vergleich klinischer Befunde mit den Ergebnissen der deskriptiven Embryologie möglich (Wisser u. Krone 1992). Hierdurch ist neben klinischen Angaben eine weitere Möglichkeit gegeben, das Embryonalalter festzulegen (Warren et al. 1989). Für den Geburtshelfer ist die Verfügbarkeit einer exakten Altersbestimmung von Bedeutung bei der Behandlung der extremen Frühgeburt, beim vorzeitigen Blasensprung und bei Fragen der Terminüberschreitung.

In den vergangenen Jahren wurden eine Vielzahl biochemischer Serumparameter, wie Alphafetoprotein, humanes Choriongonadotropin und unkonjugiertes Östriol auf ihre Wertigkeit untersucht, Risikograviditäten zu Beginn des II. Trimenons zu erkennen (Triple-Diagnostik). Da die Konzentration dieser Parameter vom Embryonalalter abhängen, ist dessen exakte Kenntnis Voraussetzung für die klinische Bewertung der Ergebnisse (Wald u. Cuckle 1991; Wald et al. 1992).

Für die Neonatologie ist die genaue Datierung der Schwangerschaft unverzichtbar, um international vergleichbare Statistiken der perinatalen und neonatalen Mortalität in den entsprechenden Altersklassen zu erstellen (Hack u. Faranoff 1989; Wariyar 1989).

Im Rahmen der Pränatalmedizin gilt es, die normale Embryonalentwicklung zu erkennen und damit den Eltern die Sorge vor einer pathologischen Entwicklung zu nehmen. Die vorgeburtliche Diagnostik embryonaler Erkrankungen ist nur in Einzelfällen möglich und kann Eltern in schwerwiegende Entscheidungskonflikte führen, zumal die Beurteilung der Prognose nicht immer möglich ist (Langer et al. 1988).

Ziel der vorgeburtlichen Medizin ist es, über das Studium der normalen Embryonalentwicklung und den natürlichen Verlauf embryonaler Erkrankungen die Prognoseeinschätzung bei embryonaler Erkrankung zu verbessern. Damit wird pränatale Diagnostik, so wie wir dies in der Fetalperiode bereits praktizieren, rationale Basis einer geburtshilflichen Entscheidung (Harrison et al. 1990).

6.3.1 Zur Sicherung des Schwangerschaftsalters

Ebenso wie die menschliche Embryonalentwicklung war auch die Schätzung des Alters menschlicher Embryonen bis zum Beginn dieses Jahrhunderts völlig unklar. Dies ist vor allem auf die Tatsache zurückzuführen, daß es keine sicheren Befunde über den Ovulationszeitpunkt im Verlauf des weiblichen Zyklus gab. So spekulierte Reichert 1873, daß die Ovulation wenige Tage vor Beginn der Menstruation eintrete und daß im Fall einer Konzeption die Menstruation ausbleibe. 1910 ging Mall davon aus, daß die Ovulation 7 Tage nach dem Beginn der Menstruation eintrete. Auf der Basis dieser Annahme bestimmte er die Scheitel-Steiß-Länge von Embryonen und gab diese als Schätzparameter für das Schwangerschaftsalter an. Erst jedoch die Arbeiten von Knaus und Ogino konnten den Ovulationszeitpunkt im Verlauf des regelmäßigen Menstruationszyklus nachweisen. Dadurch wurde eine Schätzung des Schwangerschaftsalters anhand anamnestischer Daten möglich (Ogino 1932, Knaus 1933). Die Messungen der Scheitel-Steiß-Länge konnten dazu korreliert werden.

Streeter hat 1942 zur Klassifikation der Embryonen neben den anamnestischen Daten, die äußere Körperform, die Länge der Embryonen und die Entwicklung der inneren Organe herangezogen. Die Festlegung des embryonalen Alters legte er durch anamnestische Angaben und durch einen Vergleich mit biometrischen und morphologischen Befunden an datierten Embryonen des Rhesusaffen fest. Ein Längenvergleich der embryologischen Präparate mit den Längenmessungen von Embryonen mit klinisch bekanntem Alter durch Ultraschalluntersuchungen ermöglichte die Korrektur der Altersangaben der Streeterschen Klassifikation vom Stadium 14 an (Drumm u. O'Rahilly 1977).

Die klinische Festlegung des Schwangerschaftsalters basiert bis heute auf anamnestischen Angaben, die durch sonographische Bestimmung der Scheitel-Steiß-Länge überprüft und korrigiert werden. Referenztabellen hierfür sind anhand von Patientenkollektiven mit anamnestisch gesichertem postmenstruellem Schwangerschaftsalter erstellt worden. Da der Ovulationszeitpunkt selbst im regelmäßigen Zyklus Abweichungen von −4 bis +6 Tage vom 14. Zyklustag aufweist, ist die auf anamnestischen Angaben basierende Altersschätzung der Embryonen sehr ungenau (Bell u. Loraine 1965). Demzufolge weisen auf dieser Basis durchgeführte Kalkulationen von Schätzkurven große Streubreiten auf. Die bislang publizierten 95-%-Konfidenzintervalle für die Schätzung aus der Scheitel-Steiß-Länge streuen zwischen 9,4 und 11,4 Tagen. Die 95-%-Prognosestreifen weisen eine Streuung von 13,0 bis 15,7 Tagen auf. Die Schätzgenauigkeit einer solchen Messung ist damit für die Vorhersage des Geburtstermins zwar ausreichend, nicht jedoch zur Beantwortung wissenschaftlicher Fragestellungen in der Prä- und Perinatalmedizin.

Da die Embryonalentwicklung mit der Fertilisation beginnt, beziehen sich Altersangaben in den Schriften der Embryologie auf diesen Zeitpunkt, der einen Tag postovulatorisch angenommen wird. Der erste Tag der Embryonalentwicklung beginnt somit einen Tag nach der Ovulation am 2. postovulatorischen Tag.

Mikroskopische Untersuchungen von in vitro befruchteten menschlichen Eizellen zeigen 18 Stunden nach der Fertilisation zwei Vorkerne und einen Tag nach der Fertilisation die erste Furchungsteilung.

6.3.2 Sonomorphologisches Erkennen der pathologischen Embryonalentwicklung

Das Erkennen der pathologischen Embryonalentwicklung setzt die Kenntnis der normalen Entwicklung voraus.

Die normale morphologische Embryonalentwicklung ist in der deskripitiven Embryologie grundlegend beschrieben worden. Diese Befunde sowie die Biometrie in Standardebenen sind die Basis für das Studium der sonomorphologischen, biometrischen und funktionellen Embryonalentwicklung des lebenden Embryos mittels transvaginaler Sonographie.

Obwohl die überwiegende Mehrzahl pathologischer Entwicklungen während des Embryonalstadiums im späten Abort endigen, ist das sichere Erkennen von Auffälligkeiten für das klinische Vorgehen beim Abortus imminens von Bedeutung (Brown et al. 1990). Unter den embryonalen Erkrankungen, die mittels transvaginaler Sonographie erkannt werden können, sind im wesentlichen Auffälligkeiten der äußeren Körperform zu nennen. An erster Stelle stehen ZNS-Fehlbildungen und Bauchwanddefekte sowie die verdickte Nackenfalte. Des weiteren ist über intraabdominelle embryonale Zysten und über Auffälligkeiten der Nabelschnur und des Dottersacks berichtet worden. Die Diagnosestellung basiert auf dem Erkennen von Abweichungen von der normalen Entwicklung (Cullen et al. 1990; Goldstein 1990, Rottem u. Bronshtein 1990).

Auffällige Organstrukturen des Embryos können wie beim Anenzephalus mit dem Überleben nicht vereinbar sein. Der Nachweis einer Verdickung des embryonalen Nackens ist Anlaß zur genetischen Abklärung, und die Diagnose einer intraabdominellen Zyste, die einer Megavesica entspricht, kann durch intrauterine Therapie behandelt werden.

6.4 Morphologische Entwicklung des menschlichen Embryos

Die Grundlage für das Studium der morphologischen Entwicklung des lebenden Embryos bildet die von O'Rahilly und Müller 1987 modifizierte Klassifikation der Embryonalentwicklung der Carnegie-Sammlung. Diese Stadieneinteilung basiert auf den Kriterien der äußeren Körperform, der GL und dem Entwicklungsgrad der inneren Organe. Die äußere Körperform und die GL sind sonographisch eindeutig zu bestimmen. Die Zuordnung der an lebenden Embryonen erhobenen Ultraschallbefunde zu einem Carnegie-Stadium ist damit ab Stadium 6 möglich.

6.4.1 Sonomorphologische Klassifikation der Embryonalentwicklung

Die Stadien 1 bis 5 der Embryonalentwicklung nach O'Rahilly und Müller sind im Ultraschallbild nicht nachweisbar. Erst bei einem Chorionhöhlendurchmesser von mehr als 1 mm läßt sich die embryonale Anlage sonographisch in der Dezidua nachweisen. Entsprechend der Stadieneinteilung von O'Rahilly und Müller liegt das Stadium 6 vor. Im folgenden werden die sonographischen Befunde den Befunden der Carnegie-Sammlung gegenübergestellt (O'Rahilly u. Müller 1987).

Stadium 6

Das Auftreten von erkennbaren Chorionvilli gilt als morphologisches Kriterium für das Stadium 6. Daneben beginnt sich der Dottersack zu entwickeln. Der maximale Durchmesser des Chorions variiert zwischen 1–4,5 mm und schließt eine Höhle zwischen 0,6 und 4,5 mm ein. Die Embryonalplatte mißt zwischen 0,15 und 0,5 mm. Das Alter dieser Embryonen wird mit 13 Tagen p.o. angegeben.

Sonographisch läßt sich die in die Dezidua implantierte Chorionhöhle darstellen, die einen Durchmesser von 2 bis 4 mm aufweist. Binnenstrukturen innerhalb der Chorionhöhle sind nicht nachweisbar. Das Chorion frondosum ist als echodichter Saum abzugrenzen, indem sich mittels Farbdopplersonographie Blutströmungen nachweisen lassen, die dem intervillösen Raum zuzurechnen sind. Hierbei handelt es sich um Embryonen zwischen dem 16. und 20. Tag p.c. bzw. zwischen dem 30. und 34. Tag p.m. (Abb. 12).[1]

Stadium 7

Der Nachweis des notochordalen Prozesses rostral des Primitivknotens wird als Kriterium für das Stadium 7 bezeichnet. Der maximale Choriondurchmesser variiert von 4 bis 9 mm mit einem Chorionhöhlendurchmesser zwischen 1,5 und 8 mm. Die Embryonalplatte wird mit 0,1 bis 1,0 mm angegeben. Das Alter der Embryonen soll 16 Tage p.o. betragen.

Sonographisches Kriterium für das Stadium 7 ist der Nachweis einer Chorionhöhle mit einem Durchmesser zwischen 5 und 8 mm. Darin ist der Dottersack mit einem Durchmesser bis zu 3 mm nachzuweisen, wobei jedoch noch keine Embryonalplatte auszumachen ist (Abb. 13). Das embryonale Alter variiert zwischen 18 und 22 Tagen p.c. bzw. 32 und 36 Tagen p.m.

---

[1] Die Abbildungen 12 a, 13 a, 14, a, 15, 17 a, 18 a, 19 a, 20 a, 21 a, 22 a, 23 a, 24 a, 25 a, 26 a, 27 a, 28 a, 29 a, 30 a und 31 wurden mit freundlicher Genehmigung der Carnegie-Institution wiedergegeben.

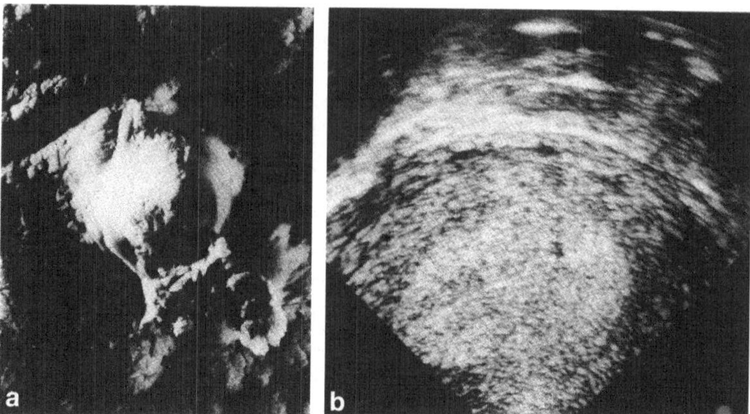

Abb. 12. a Implantationsort des Embryos Nr. 7801 der Carnegie-Sammlung. **b** Vaginalso-nographische Darstellung eines Embryos am 17. Tag p.c. mit einer Chorionhöhle von 2,0 mm, in der Dezidua eingenistet

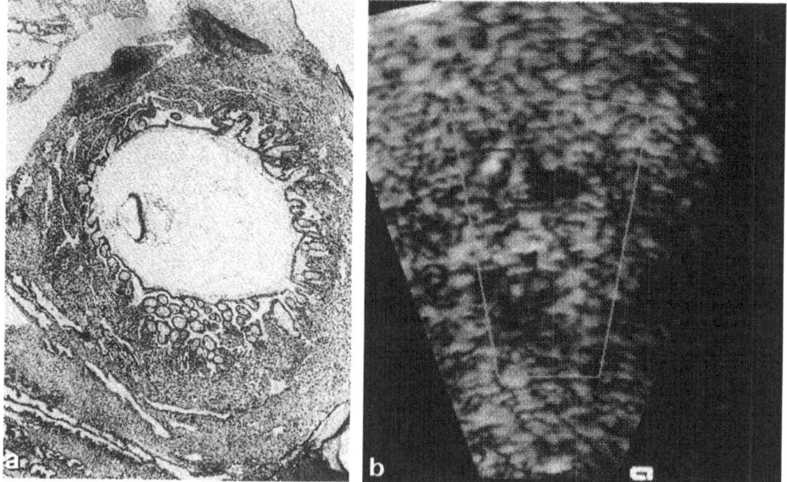

Abb. 13. a Chorionhöhle mit Dottersack am Embryo Nr. 7802 der Carnegie-Sammlung. **b** Vaginalsonographische Untersuchung des Embryos aus Abb. 10 am 19. Tag p.c. Chorionhöhle, Dottersack sind sichtbar; mittels Farbdopplersonographie ist der inter-villöse Raum (rot) dargestellt

Stadium 8

Das Stadium 8 ist durch das Auftreten von Primitivgrübchen und/oder des notochordalen Kanals und/oder des neuroenterischen Kanals charakterisiert. Der maximale Durchmesser der Chorionhöhle schwankt zwischen 3 und 10 mm.

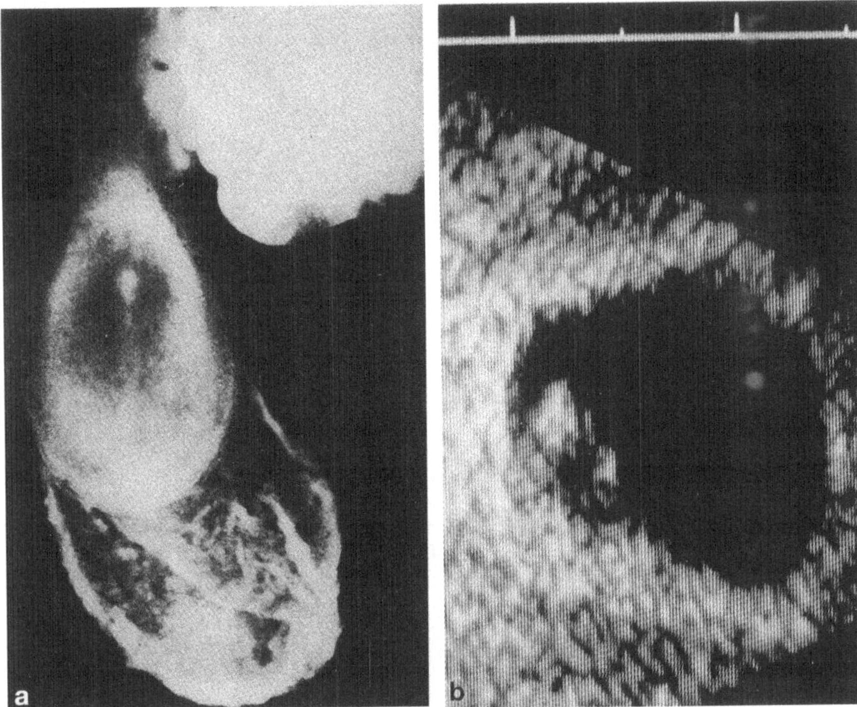

Abb. 14. a Dorsalansicht des Embryos Nr. 5960 der Carnegie-Sammlung. **b** Piriforme Embryonalplatte eines Embryos am 23. Tag p.c. Maßstab am oberen Bildrand; Meßstrecke zwischen zwei langen Markierungslinien entspricht 1 cm

Die piriforme Embryonalplatte zeigt noch keine Somiten und mißt 0,5–2 mm. Das postovulatorische Alter der Embryonen wird mit 18 Tagen angegeben.

Im Stadium 8 ist die Embryonalplatte erstmals mittels transvaginaler Sonographie am Dottersack abgrenzbar. Die größte Länge der Embryonalplatte mißt zwischen 1 und 2 mm (Abb. 14). Mütterliche Gefäße nehmen Verbindung zum Trophoblasten auf. Das exakte Alter der Embryonen beträgt zwischen 21 und 25 Tagen p.c.

Stadium 9

Im Stadium 9 sind die ersten 3 Somitenpaare und die Neuralrinne nachweisbar (Abb. 15). Der Embryo mißt 1,5–3 mm, und seit der Ovulation sollen 20 Tage vergangen sein.

Im Ultraschallbild ist die kraniale Abfaltung des Embryonalkörpers vom Dottersack darstellbar. Mittels Time-motion-Sonographie kann die Herzaktion sichtbar gemacht werden. Die Herzfrequenz liegt unter 100 Schlägen pro Minute. Die Dorsalansicht zeigt den Embryo als eine piriforme Struktur, deren laterale Ränder eleviert sind. Die Embryonen sind 23–26 Tage p.c. oder 37–40 Tage p.m. alt (Abb. 16).

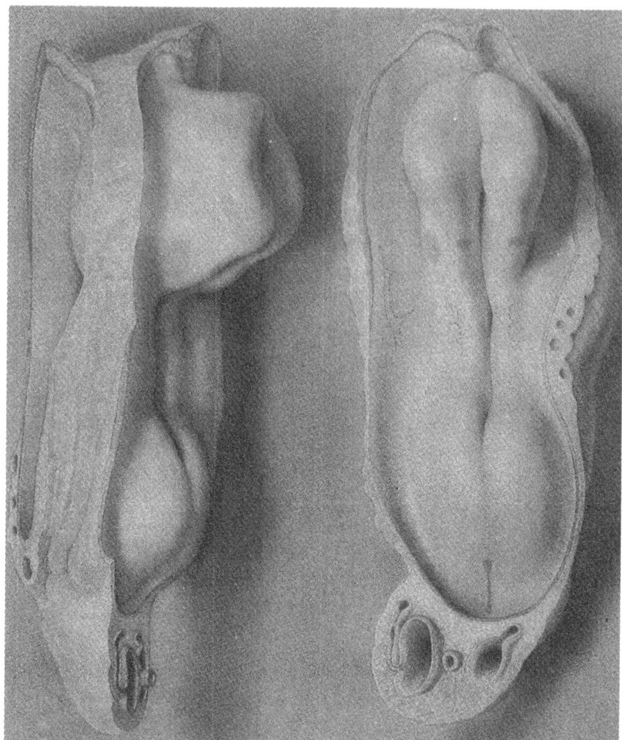

Abb. 15. Lateral- und Dorsalansicht des Embryos Nr. 1878 der Carnegie-Sammlung

Abb. 16. Bestimmung der EHF am Tag 37 p.m. Oben: Embryo mit Dottersack. Unten: Time-motion-Sonographie mit Messung der Frequenz zu 74 Schläge pro Minute ▼

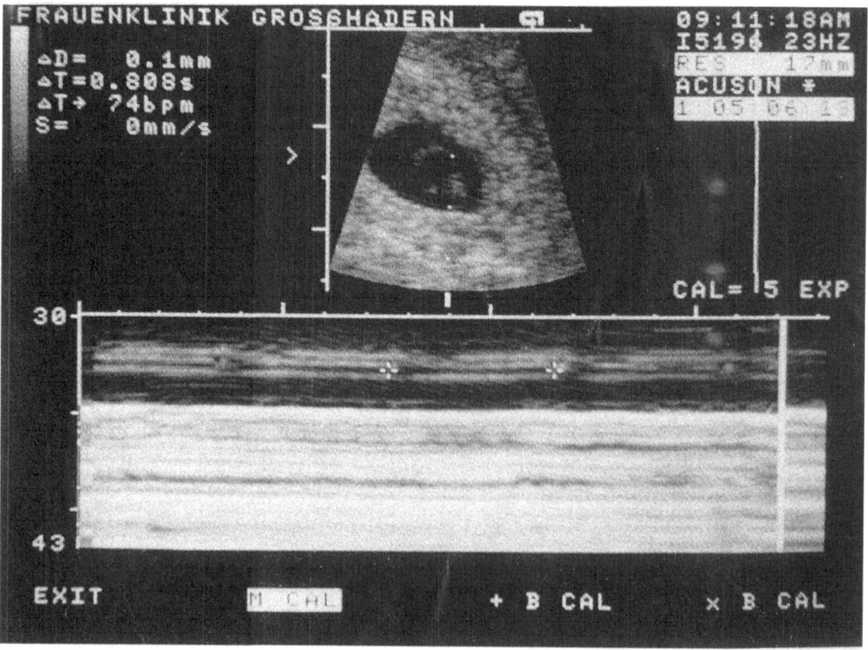

Stadium 10

Dieses Stadium ist durch das Vorhandensein von 4–12 Somitenpaaren charakterisiert. Daneben beginnt sich die Neuralfalte zu schließen und das Neuralrohr auszubilden. Durch die Elevation des rostralen und kaudalen Körperendes ist die äußere Körperform durch eine ausgeprägte Lordosierung gekennzeichnet. Am Ende des Stadiums 10 ist der Herzwulst prominent zwischen Dottersack und rostralem Pol auszumachen (Abb. 17). Der Beginn der Kontraktilität des Herzens wird zu Beginn des Stadiums 10 vermutet. Die Entwicklung des Zentralnervensystems ist durch die Entwicklung des Telenzephalons gekennzeichnet. Das Chorion weist einen Durchmesser von 8–15 mm auf. Die GL des Embryos beträgt zwischen 1,5 und 3 mm. Das Alter p.o. wird mit 22 Tagen angenommen.

Sonographisch ist das Stadium 10 durch die Elevation des rostralen Körperendes gekennzeichnet. Der mediane Sagittalschnitt zeigt den prominenten Herzwulst mit den myokardialen Pulsationen. (s. Abb. 17) Das exakte Alter der Embryonen beträgt 25–29 Tage p.c. bzw. 39–43 Tage p.m.

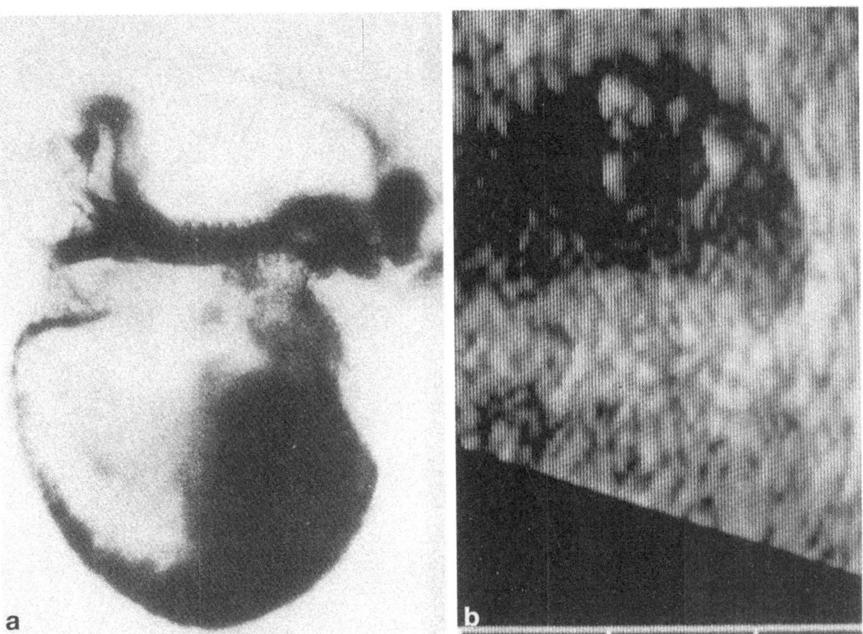

Abb. 17. a Lateralansicht des Embryos Nr. 7251 der Carnegie-Sammlung. **b** Medianer Sagittalschnitt eines Embryos am 40. Tag p.m. mit Elevation des rostralen Pols. GL des Embryos beträgt 2,9 mm

Stadium 11

Im Stadium 11 schließt sich der rostrale Neuroporus. 13–20 Somitenpaare können abgegrenzt werden. Die äußere Körperform ist nach wie vor von der Lordosierung gekennzeichnet (Abb. 18). In diesem Stadium führt die Pulsation des Myokards zu einem Hin- und Herschwappen einer beinahe zellfreien Flüssigkeit in endothelialen Kanälen. Nach De Vries und Saunders (1962) ist peristaltischer Blutfluß mit direktionaler Tendenz vom Herzen zur Aorta und vom Dottersack zum Herzen beschrieben. Eine Zirkulation im eigentlichen Sinne wird noch nicht angenommen. Der Choriondurchmesser beträgt zwischen 17 und 25 mm. Die embryonale Körperlänge mißt 2,5–4,5 mm, und das Embryonalalter wird mit 24 Tagen p.o. angegeben.

Die transvaginale Sonographie zeigt in diesem Stadium eine embryonale Lordosierung unterschiedlichen Grades (s. Abb. 18). Der Embryo sitzt breitflächig dem Dottersack auf. Das exakte Embryonalalter beträgt 28–31 Tagen p.c. anzugeben.

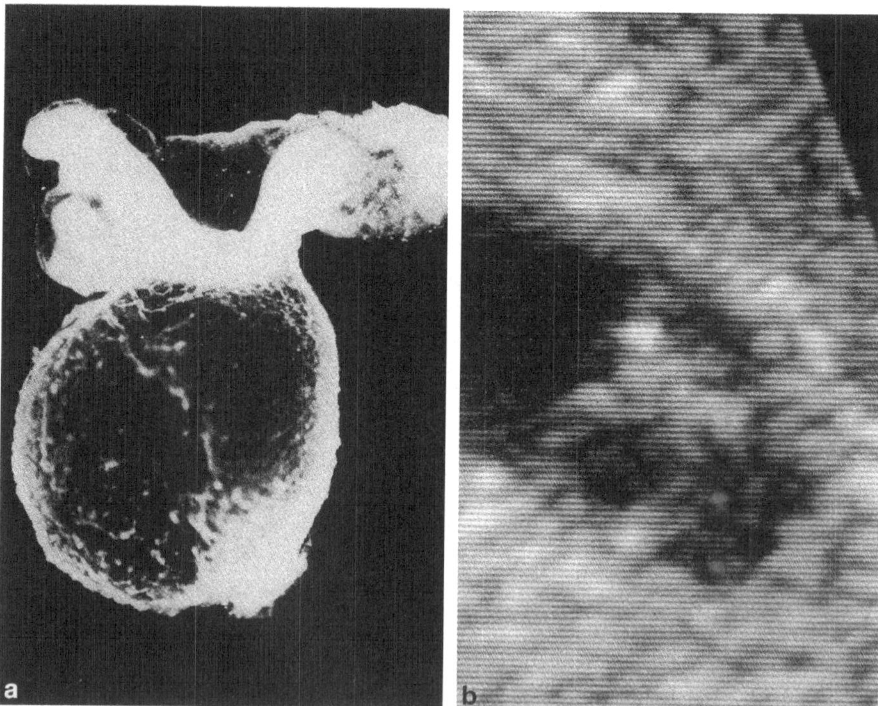

Abb. 18. a Lateralansicht des Embryos Nr. 6050 der Carnegie-Sammlung. **b** Sonographisches Bild eines Embryos am 42. Tag p.m. Die GL mißt 4,1 mm

Stadium 12

Embryonen dieses Stadiums sind durch 21–29 Somitenpaare charakterisiert. Äußerlich sind 3 Pharyngealbögen und die Knospen der oberen Gliedmaßen nachweisbar. Der kaudale Neuroporus verschließt sich. Mit dem Verschluß des kaudalen Neuroporus entwickelt sich eine Zirkulation, welche die Substratversorgung vor allem des Zentralnervensystems sicherstellt. Der Embryo weist eine charakteristische C-Form auf (Abb. 19). Die weite Öffnung zwischen Darm und Dottersack hat sich zu einem Haftstiel reduziert. Die Körperlänge des Embryos variiert zwischen 3 und 5 mm und der Chorionhöhlendurchmesser zwischen 20 und 30 mm. Das Alter der Embryonen wird mit 26 Tagen p.o. angegeben.

Sonographisches Kennzeichen des Stadiums 12 ist die C-förmige Krümmung des Embryos bedingt durch das deutliche Wachstum des kranialen Pols (s. Abb. 19). Der rostrale Pol des Embryos, der dem Herzwulst eng anliegt, kann vom kaudalen Pol abgegrenzt werden. Seit der Konzeption sind 29–32 Tage vergangen.

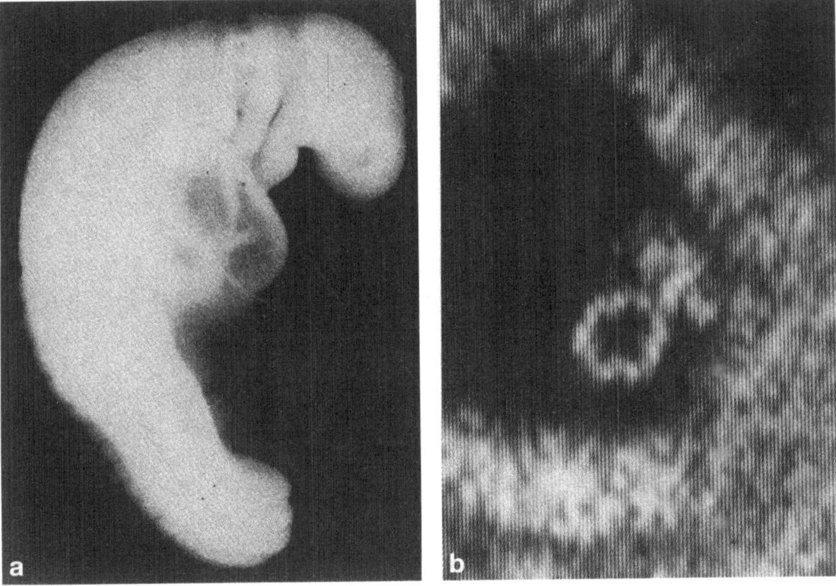

Abb. 19. **a** Lateralansicht des Embryos Nr. 6097 der Carnegie-Sammlung. **b** Vom Dottersack abgefalteter Embryo am Tag 45 p.m.

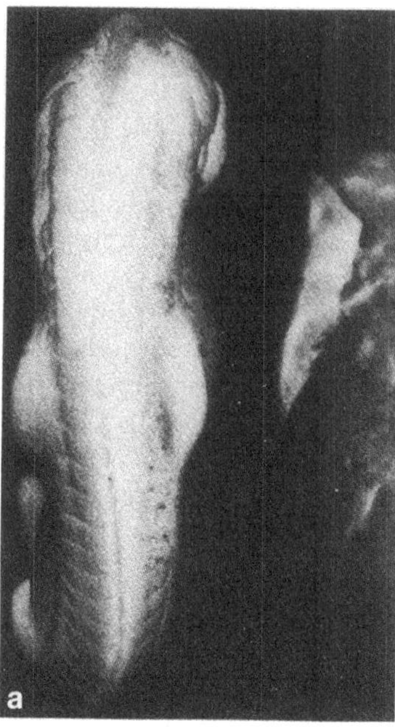 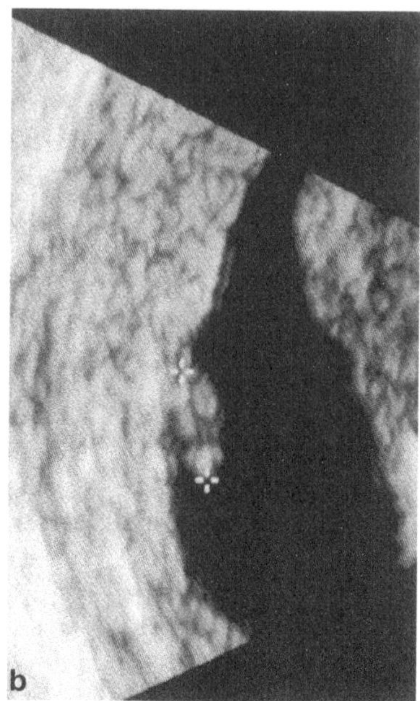

Abb. 20. a Dorsalansicht des Embryos Nr. 6473 der Carnegie-Sammlung. **b** Ventralansicht eines Embryos am 46. Tag p.m. mit GL 5,6 mm

Stadium 13

Dieses Entwicklungsstadium ist durch das Vorhandensein von mehr als 30 Somitenpaaren und dem Auftreten von vier Gliedmaßenknospen charakterisiert (Abb. 20). Die äußere Körperform des Embryos wird in diesem Stadium von der Entwicklung des Zentralnervensystems bestimmt. Das Volumen des Kopfes ist dem des Herz-Leber-Wulstes gleich. Die Verbindung des Embryos zum Dottersack wird zu einem dünnen Stiel, indem sich die Nabelschnur ausbildet. In diesem Stadium erfolgt die funktionelle Trennung der Zirkulation in einen großen und in einen kleinen Kreislauf. Die Choriondurchmesser messen zwischen 19 und 30 mm und die embryonale Länge wird zwischen 3,9 und 6 mm angegeben. Die Embryonen sollen 28 Tage p.o. alt sein.

Der charakteristische Ultraschallbefund zeigt den vom Dottersack abgefalteten Embryo (s. Abb. 20). Dabei läßt sich im medianen Sagittalschnitt durch den Embryo der Dottersack nicht zur Darstellung bringen. Seit Konzeption sind 32–34 Tage vergangen.

Stadium 14

Zur Charakterisierung dieses und der folgenden Stadien dienen nicht mehr die Anzahl der Somiten, sondern die äußere Körperform und die Entwicklung der inneren Organe. Dabei wird die embryonale Kontur überwiegend von der

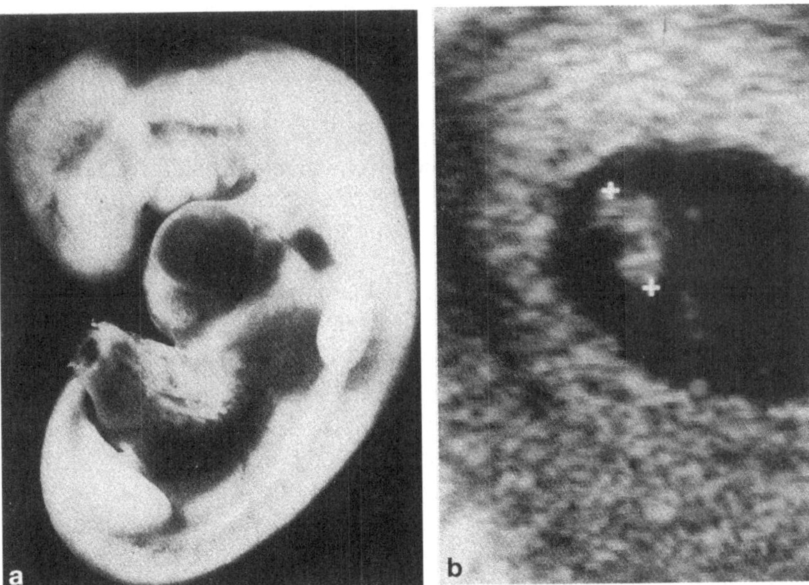

Abb. 21. **a** Lateralansicht des Embryos Nr. 8141 der Carnegie-Sammlung. **b** Embryo mit GL 7,5 mm am 47. Tag p.m. Nackengrube markiert den kranialen Pol

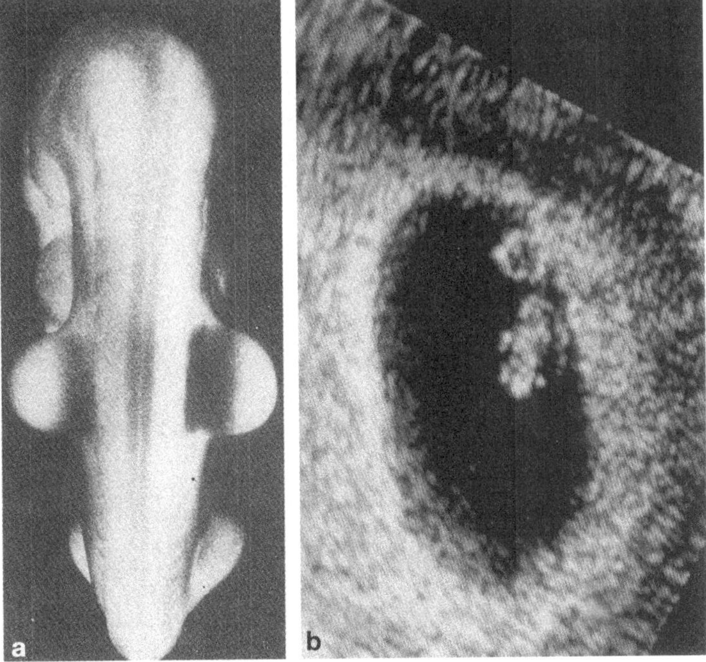

Abb. 22. **a** Dorsalansicht des Embryos Nr. 8141 der Carnegie-Sammlung. **b** Ventralansicht eines Embryos am 47. Tag p.c. mit den Knospen der Gliedmaßen

Struktur des Zentralnervensystems beeinflußt. Makroskopisch dominierend ist die 1880 von His erstmals beschriebene Nackengrube. Die zukünftigen Hirnhemisphären und die Kleinhirnplatte sind im Stadium 14 erstmals nachweisbar. Frontalschnitte durch den rostralen Anteil des Gehirns zeigen lateral die Augenbecher. Während die Beinanlage nach wie vor nur als Knospe entwickelt ist, dominieren die oberen Gliedmaßen, deren laterale Ausläufer sich nach ventral richten. Die Größe der Embryonen wird mit 5–7 mm angegeben, wobei in Ausnahmefällen eine Größe von bis zu 8,2 mm erreicht wird. Das Alter wird mit 32 Tagen p.o. angegeben.

Sonographisch ist die C-förmige Krümmung der äußeren Körperform den embryologischen Präparaten vergleichbar. Die Nackengrube markiert den rostralen Pol (Abb. 21). Frontalschnitte durch den Embryo zeigen die Knospen der Gliedmaßen lateral des Rumpfes (Abb. 22). Das exakte Alter der Embryonen schwankt zwischen 33 und 35 Tagen p.c.

Stadium 15

Die äußeren Merkmale des Stadiums 15 sind durch das Auftreten der Nasengrübchen und die sich formende Handplatte gekennzeichnet. In den bisherigen Stadien hat das Zentralnervensystem die wesentliche Rolle in der Entwicklung

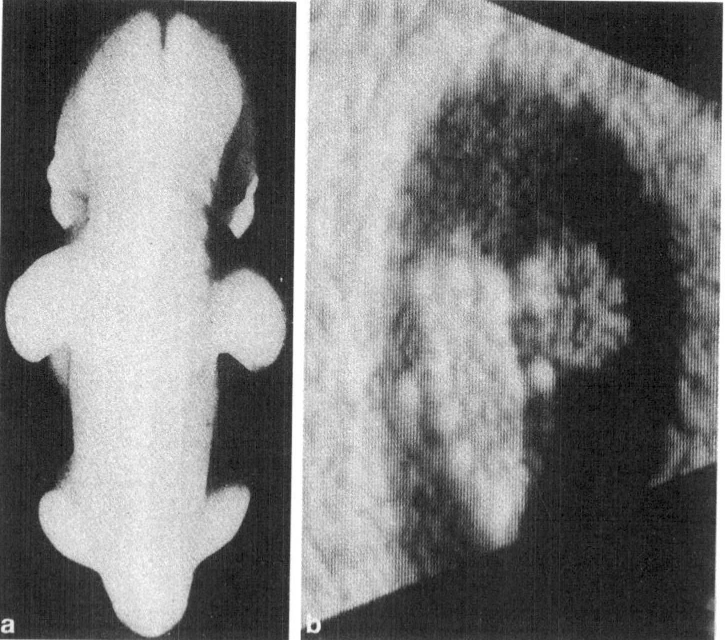

Abb. 23. a Dorsalansicht des Embryos Nr. 3441 der Carnegie-Sammlung. **b** Frontalschnitt eines Embryos am 50. Tag p.m. zeigt eine deutliche Zunahme der Rumpfbreite. Obere Gliedmaßen lateral des Rumpfes

der äußeren Körperform gespielt. Vom Stadium 15 an sind das Herz, die Gliedmaßen und die Pharyngealbögen entscheidend an der Ausformung der äußeren Körperform beteiligt. Die Embryonen des Stadiums 15 weisen eine starke Zunahme der Rumpfbreite auf, was auf das Wachstum der Spinalganglien, der Muskelplatten und der damit verbundenen mesenchymalen Gewebe zurückzuführen ist (Abb. 23). Die Choriondurchmesser sind zwischen 30 und 40 mm beschrieben. Die Körperlänge der Embryonen wird zwischen 7 und 9 mm angegeben. Man geht von einem embryonalen Alter von 33 Tagen p.o. aus.

Das Ultraschallbild im Stadium 15 zeigt die Zunahme der Rumpfbreite. Im Frontalschnitt ist die segmental gegliederte Wirbelsäule darstellbar (s. Abb. 23). Das exakte Alter der Embryonen kann mit 34–36 Tagen p.c. angegeben werden.

Stadium 16

Die äußere Körperform des Embryos im Stadium 16 wird durch die Verbreiterung des Kopfes bestimmt. Ursache dafür ist die telenzephale Entwicklung, die eine laterale Vorwölbung des Vorderhirns bewirkt. Diese Gehirnentwicklung führt dazu, daß sich die noch getrennten Nasenhöcker nach ventral verschieben und einander annähern. Am Auge ist die pigmentierte Retina sichtbar. An den unteren Gliedmaßen sind Oberschenkel, Unterschenkel und Fuß voneinander getrennt zu erkennen. Es beginnt die Aufrichtigung der Wirbelsäule (Abb. 24). Die größte embryonale Körperlänge wird zwischen 9 und 11 mm angegeben,

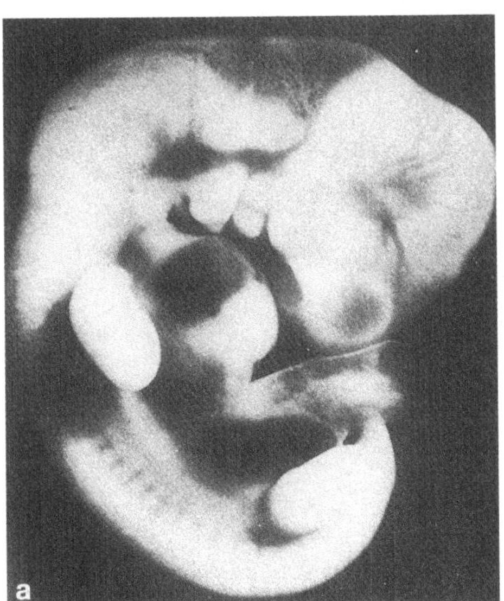
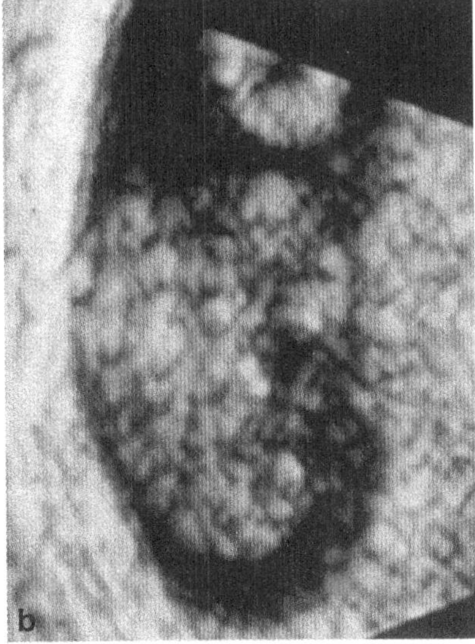

Abb. 24. a Lateralansicht des Embryos Nr. 8098 der Carnegie-Sammlung. b Medianer Sagittalschnitt mit dominierendem Kopf und prominentem kaudalem Pol am 51. Tag p.m.

und die Chorionhöhle soll einen Durchmesser zwischen 15 und 48 mm haben. Das Alter der Embryonen wird mit 37 Tagen p.o. angegeben.

Charakteristisches ultrasonographisches Zeichen des Stadiums 16 ist die Aufrichtung der Wirbelsäule (s. Abb. 24). Der kaudale Pol ist auffällig prominent. Das embryonale Alter beträgt zwischen 35 und 38 Tagen p.c.

Stadium 17

Embryonen des Stadiums 17 zeigen, bedingt durch die Entwicklung des Gehirns, die im Verhältnis zur Gesamtlänge größte Kopflänge. Der Rumpf ist aufgerichtet, und die Kopf- und Rumpfachse stehen senkrecht aufeinander (Abb. 25). An der Handplatte sind Fingerstrahlen nachweisbar, wobei die Finger noch nicht getrennt sind. Am Herzen erfolgt die Trennung zwischen Pulmonal- und Aortenkanal, so daß der rechte komplett vom linken atrioventrikulären Kanal getrennt ist. Die GL der Embryonen beträgt zwischen 11 und 14 mm. Die Choriondurchmesser werden zwischen 30 und 48 mm gemessen. Das Alter der Embryonen wird mit 41 Tagen p.o. angenommen.

Sonographisches Kriterium für das Stadium 17 ist die Streckung der Rumpfachse, auf der die Kopfachse senkrecht steht (s. Abb. 25). Das exakte Alter der Embryonen schwankt von 37 bis 41 Tagen p.c.

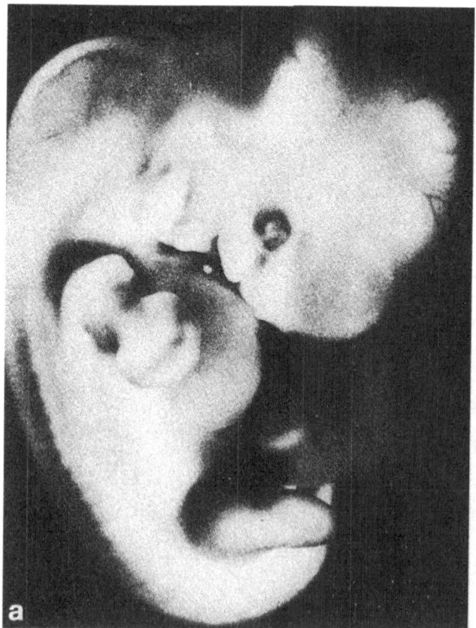
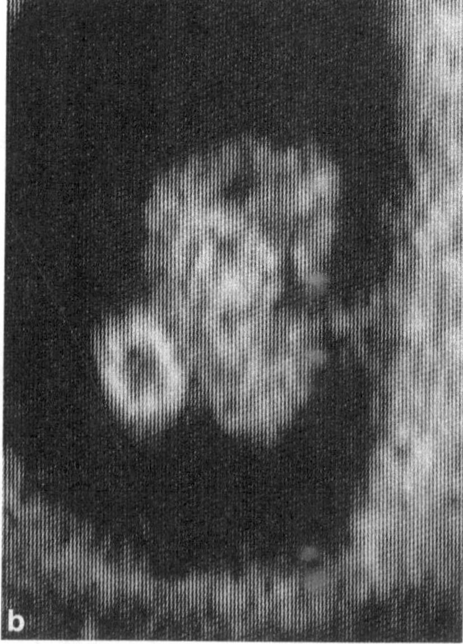

Abb. 25. a Lateralansicht des Embryos Nr. 8101 der Carnegie-Sammlung. **b** Medianer Sagittalschnitt eines Embryos am 53. Tag p.m. Kopf-und Rumpfachse schließen einen rechten Winkel ein, die Wirbelsäule ist aufgerichtet

Stadium 18

Die Stadien 17 und 18 sind allein aufgrund ihrer äußeren Körperform nicht voneinander zu unterscheiden. Lediglich die Körperlänge gibt Hinweise auf eine Unterscheidung der beiden Stadien. Die embryologische Klassifikation erfolgt entsprechend des Entwicklungsgrades der inneren Organe und der GL. Wesentliche Entwicklungsschritte vollziehen sich am embryonalen Herzen, dem Urogenitaltrakt und am Zentralnervensystem. Am Herzen bilden sich das Septum secundum, das Foramen ovale und der membranöse Anteil des interventrikulären Septums aus. An den oberen Gliedmaßen sind neben der gegliederten Handplatte auch der Ellbogen nachweisbar, während an der Fußplatte erstmals Zehenstrahlen sichtbar werden. Die auffälligste Struktur der Gehirnentwicklung in diesem Stadium ist das Rhombenzephalon (s. Abb. 24). In den Seitenventrikeln ist erstmals Plexus chorioideus nachweisbar. Die GL der Embryonen des Stadiums 18 beträgt zwischen 13 und 17 mm. Der Choriondurchmesser wird zwischen 40 und 51 mm angegeben. Das embryonale Alter wird mit ungefähr 44 Tagen p.o. angenommen.

Sonomorphologisch dominierende Struktur im Stadium 18 ist das Rhombenzephalon (Abb. 26), das sowohl im medianen Sagittalschnitt als auch im Frontalschnitt durch das Gehirn zur Darstellung kommt. Das Alter der Embryonen variiert von 40 bis 44 Tagen p.c.

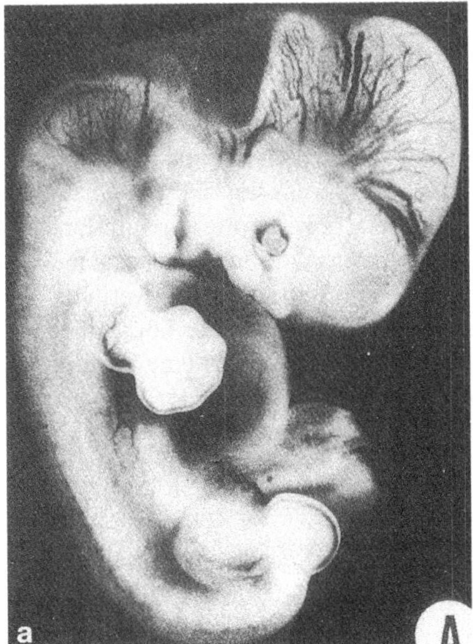
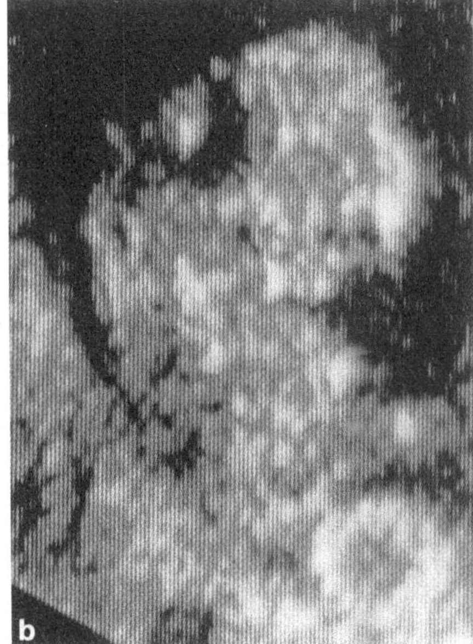

Abb. 26. a Lateralansicht des Embryos Nr. 8097 der Carnegie-Sammlung. **b** Medianer Sagittalschnitt durch einen Embryo am Tag 56 p.m. mit dominierendem Rhombenzephalon

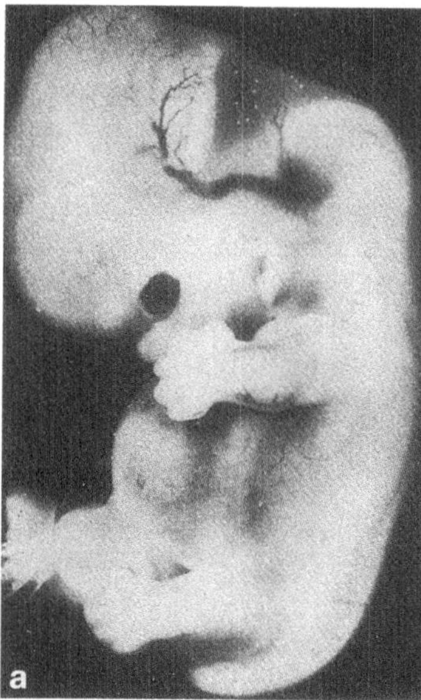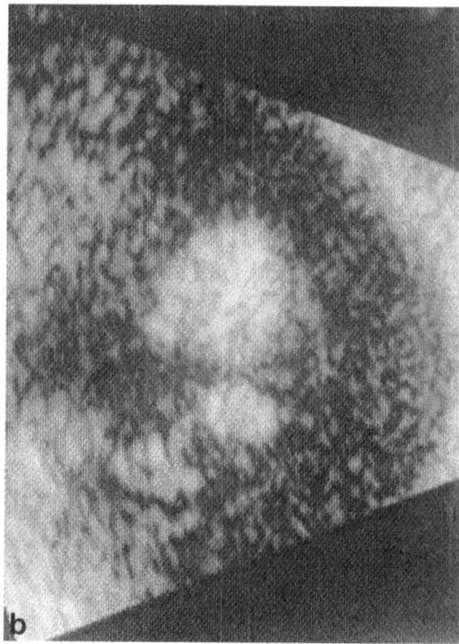

Abb. 27. a Lateralansicht des Embryos Nr. 6824 der Carnegie-Sammlung. **b** Sagittalschnitt durch den Embryo lateral des Rumpfes zeigt die Hand mit interdigitalen Einkerbungen am 59. Tag p.m.

Stadium 19

Im Stadium 19 fällt das deutliche Längenwachstum des Rumpfes auf. Der Embryo streckt sich, d.h. der Kopf beginnt sich aufzurichten. Kopf- und Rumpfachse schließen einen Winkel ein, der deutlich größer als 90 ° ist. Die Gliedmaßen sind nach ventral gerichtet, und die Handplatte zeigt interdigitale Einkerbungen (Abb. 27). Die GL der Embryonen wird mit 17–20 mm angegeben. Von einem Embryonalalter von 47 bis 48 Tagen p.o. kann ausgegangen werden.

Sonographische Zeichen des Stadiums 19 sind der Beginn der Kopfextension und die nach ventral gerichteten Gliedmaßen. Die Arme zeigen eine Handplatte mit interdigitalen Einkerbungen (s. Abb. 27). Das exakte Alter der Embryonen konnte auf 42–48 Tage p.c. bestimmt werden.

Stadium 20

Im Stadium 20 fällt eine deutliche Verlängerung der Gliedmaßen auf, die eine leichte Beugung in Ellbogen- und Kniegelenken aufweisen. Die Finger sind getrennt. Im Frontalschnitt sind die Hände noch weit auseinander und ventral vom Herzwulst gelegen (Abb. 28). Die GL dieser Embryonen ist zwischen 21 und 23 mm. Das embryonale Alter wird mit ungefähr 50–51 Tagen p.o. angegeben.

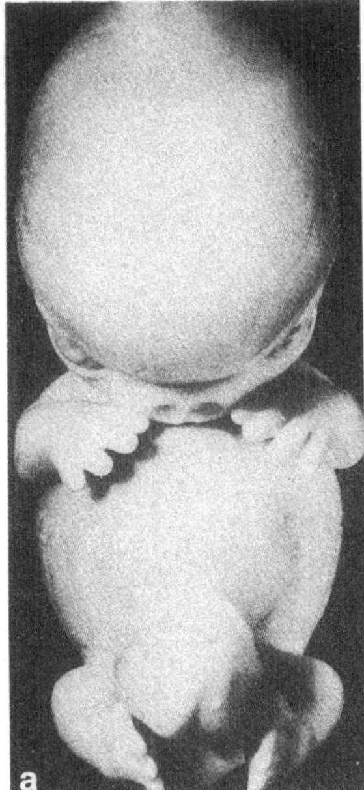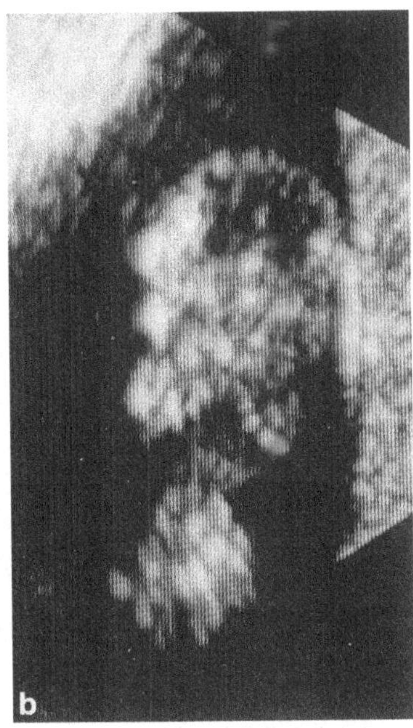

Abb. 28. a Aufsicht auf den Embryo Nr. 8157 der Carnegie-Sammlung. **b** Frontalschnitt durch einen Embryo am 61. Tag p.m. zeigt die Finger ventral des Herzwulstes

Als charakteristischer Ultraschallbefund im Stadium 20 ist das Vorliegen leicht gebeugter Arme zu werten, deren Hände sich ventral der Herzregion noch nicht berühren (s. Abb. 28). Das exakte Alter der Embryonen beträgt zwischen 44 und 50 Tagen p.c.

Stadium 21

Im Stadium 21 setzt sich die Aufrichtung des Kopfes weiter fort, und die Gliedmaßen nehmen an Länge zu, so daß sich Hände und Füße ventral in der Medianlinie berühren (Abb. 29). Die GL dieser Embryonen wird zwischen 22 und 24 mm und das Alter mit 52 Tagen p.o. angegeben.

Sonographische Kriterien des Stadiums 21 sind die weitere Aufrichtung des Kopfes (s. Abb. 29) und die zunehmende Länge der Gliedmaßen. Hände und Füße berühren sich in der Medianlinie. Seit der Konzeption sind zwischen 49 und 52 Tagen vergangen.

Stadium 22

Im Stadium 22 ist der Kopf des Embryos aufgerichtet. Durch das Längenwachstum der Gliedmaßen können sich diese in der Medianlinie überlappen (Abb. 30). Die GL wird mit 25 bis 27 mm gemessen und das Alter mit 54 Tagen p.o. angenommen.

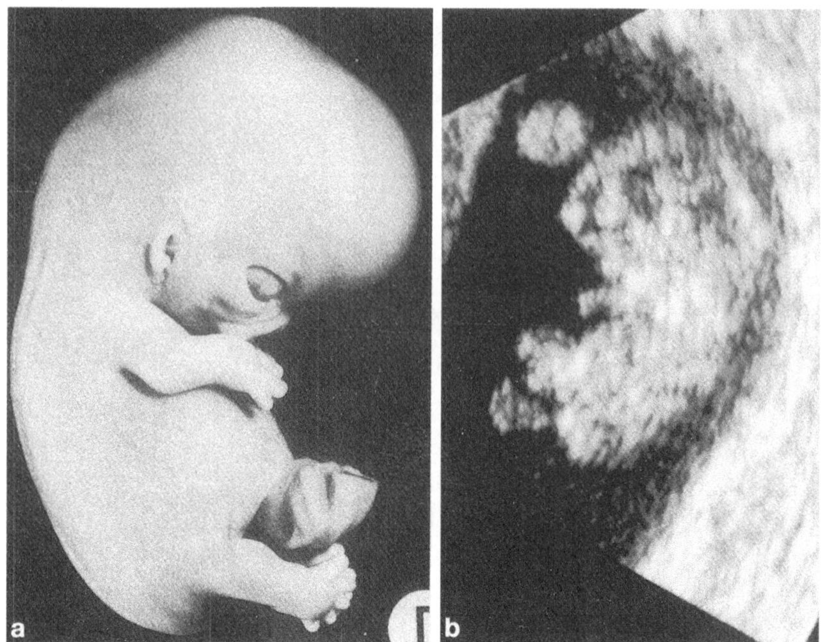

Abb. 29. a Lateralansicht des Embryos Nr. 8553 der Carnegie-Sammlung. **b** Sagittalschnitt eines Embryos am 64. Tag p.m. mit Aufrichten des Kopfes

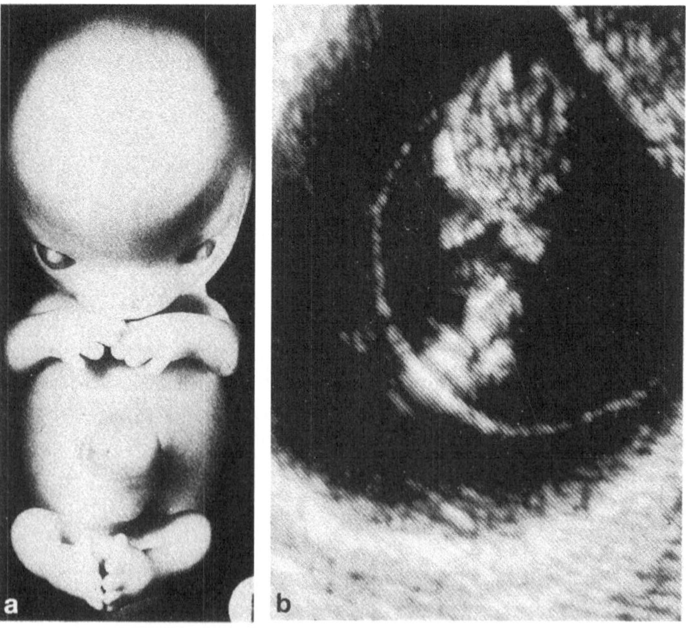

Abb. 30. a Frontalansicht des Embryos Nr. 8394 der Carnegie-Sammlung. **b** Frontalschnitt durch einen Embryo am Tag 67 p.m.

Im Ultraschallbild ist dieses Stadium durch die zunehmende Längenentwicklung von Armen und Beinen und die Aufrichtung des Kopfes gekennzeichnet (s. Abb. 30). Das Altersangaben schwanken zwischen 50 und 54 Tagen p.c.

Stadium 23

Im Stadium 23 bildet sich die Halsregion aus. Dadurch gelangt der Kopf in aufrechte Position und ist vom Rumpf abgesetzt (Abb. 31). Die GL der Embryonen differiert zwischen 28 und 30 mm. Das Embryonalalter wird mit etwa 56–57 Tagen p.o. angegeben.

Stadium 23 ist sonographisch durch die Ausbildung der Halsregion, welche Kopf und Rumpf trennt, charakterisiert. Der mediane Sagittalschnitt zeigt das Gesichtsprofil (Abb. 32). Das Alter der Embryonen schwankt zwischen 54 und 58 Tagen p.c.

Eine Zusammenstellung der von uns an 257 Beobachtungen von datierten Einlingsembryonen durchgeführten Gruppierung in die Carnegie-Klassifikation und den entsprechenden Altersangaben der Embryonen ist in Tabelle 3 zusammengefaßt.

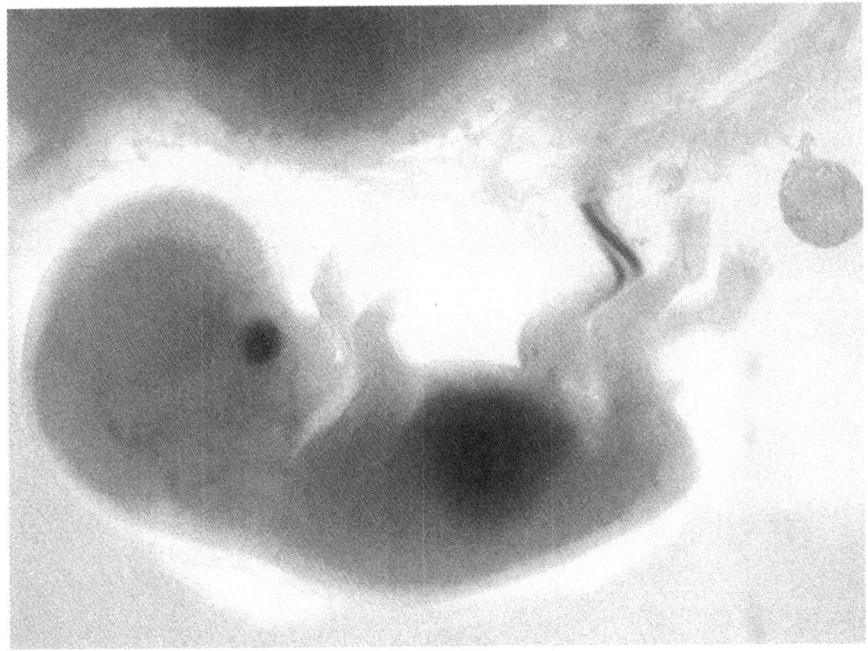

Abb. 31. Embryonalentwicklung abgeschlossen. Äußere Körperform vergleichbar Embryo Nr. 4570 der Carnegie-Sammlung

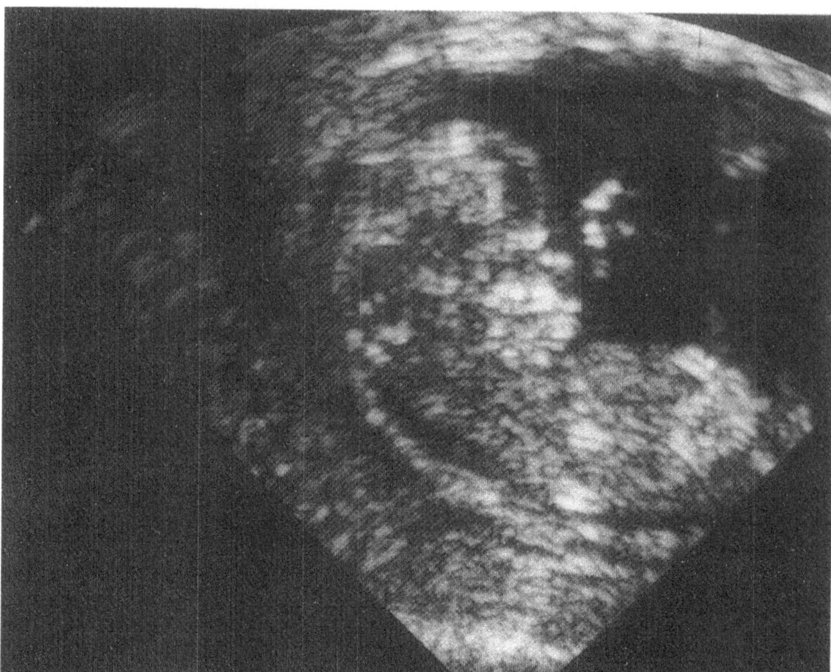

Abb. 32. Medianer Sagittalschnitt eines Embryos am 72. Tag p.m. mit Darstellung des Gesichtsprofils

Tabelle 3. Sonographische Klassifizierung der Embryonen entsprechend der äußeren Körperform und der GL

Stadium	Anzahl der Embryonen (N)	Medianes Alter (Tage p.c.)	Streubreite (Tage p.c.)
6	14	18	16–20
7	19	20	18–22
8	13	23	21–25
9	8	25	23–26
10	14	28	25–29
11	16	29	28–31
12	12	31	29–32
13	14	33	32–34
14	12	34	33–35
15	9	35	34–36
16	9	36	35–38
17	18	39	37–41
18	15	42	40–44
19	25	45	42–48
20	14	48	44–50
21	10	50	49–52
22	18	52	50–54
23	17	56	54–58

6.4.2 Meilensteine der Embryonalentwicklung

Am Kollektiv von 139 datierten Einlingsschwangerschaften wurde die früheste Nachweisbarkeit markanter, sonographisch leicht erkennbarer Entwicklungsschritte studiert. Folgende Kriterien wurden untersucht:

- Nachweis der in die Dezidua implantierten Chorionhöhle,
- Sichtbarwerden des Dottersacks in der Chorionhöhle,
- Abgrenzbarkeit des Embryonalpols,
- Auftreten erster Herzaktionen,
- Abfaltung des Embryos vom Dottersack,
- Abgrenzbarkeit der Gliedmaßenknospen,
- Darstellbarkeit einer telenzephalen Struktur,
- Auftreten erster Bewegungen.

Die Ergebnisse dieser Beobachtungen sind in Tabelle 4 zusammengefaßt.

In dem von uns untersuchten Kollektiv konnte die in die Dezidua implantierte Chorionhöhle ab einem Durchmesser von 1,6 mm, d.h. vom 30. postmenstruellen Tag an dargestellt werden. Eine Chorionhöhle war in allen Fällen vom Tag 32 an nachweisbar. In dieser Chorionhöhle ließ sich mit dem 35. Tag immer der Dottersack nachweisen, an dem mit Tag 37 immer die Embryonalplatte auszumachen war.

Die embryonale Herzaktion konnte frühestens an einem 1,8 mm langen Embryo am Tag 37 p.m. nachgewiesen werden. Vom Tag 40 an zeigten alle Embryonen Herzaktionen. Die Abfaltung des Embryos vom Dottersack mit Ausbildung des Haftstiels beginnt mit dem 43. postmenstruellen Tag und ist mit dem 46. Tag immer sichtbar. Knospen der Gliedmaßen zeigten sich am lateralen Rumpf immer vom Tag 53 an.

Im embryonalen Hirn ist erstmals am 50. postmenstruellen Tag eine symmetrische echoreiche Struktur zu erkennen, die dem Ventrikelsystem entspricht (Müller u. O'Rahilly 1990). Vom 54. Tag p.m. ist dieser Befund – der Nachweis einer telenzephalen Struktur – bei allen Embryonen zu erwarten. Erste Bewegungen des Embryos sind erstmals bei einem postmenstruellen Alter von 50 Tagen nachweisbar; vom 56. Tag an waren sie in allen Fällen zu erwarten.

Tabelle 4. Erstes Auftreten sonographisch sichtbarer markanter embryonaler Entwicklungsschritte

Alter p.m.	Chorion	Dottersack	Embryonalplatte	Herzaktion
30	2/6			
31	4/6	0/6		
32	7/7	2/7		
33	8/8	6/8		
34	6/6	6/6	0/6	
35	5/5	5/5	2/5	0/5
36	5/5	5/5	2/5	0/5
37	7/7	7/7	7/7	2/7
38			4/4	2/4
39			5/5	4/5
40				4/4
41				3/3
42				9/9

Alter	Abfalten	Gliedmaßen	Telenzephalen	Bewegung
43	1/11			
44	1/4			
45	9/10			
46	7/7			
47	13/13	4/13		
48	9/9	7/9		
49		5/7	0/7	0/7
50		4/5	1/5	1/5
51		3/4	1/4	2/4
52		6/7	5/7	4/7
53		7/7	4/7	3/7
54		3/3	3/3	1/3
55			5/5	4/5
56			7/7	7/7
57			6/6	6/6

7 Biometrie in der Embryonalperiode

7.1 Biometrie der Chorionhöhle

7.1.1 Definition der Meßstrecke

Die Chorionhöhle ist die erste Struktur der Schwangerschaft, die sonographisch nachweisbar ist. Man findet sie sowohl im medianen Sagittalschnitt als auch im Frontalschnitt durch die Gebärmutter im hoch aufgebauten Endometrium, wenn ihr Durchmesser mehr als 1 mm mißt. Es besteht die Gefahr der Verwechslung der Chorionhöhle mit dem Pseudogestationssack, der jedoch zentral zwischen den beiden Endometriumhälften liegt. Eine weitere Differentialdiagnose stellen Flüssigkeitseinschlüsse in die Dezidua dar. Eine Chorionhöhle ist erst dann eindeutig gesichert, wenn um eine dezentral in der Dezidua lokalisierte echoarme Struktur der echodichte Randsaum des Chorion frondosum nachweisbar ist und in dieser Höhle ein Dottersack zu erkennen ist.

Da die Form der Chorionhöhle häufig von der idealen Kugelform abweicht, erfolgt die Biometrie in allen drei Ebenen. Aus dem arithmetischen Mittel der drei Meßwerte wird dann der mittlere Chorionhöhlendurchmesser (CH) bestimmt (Abb. 33).

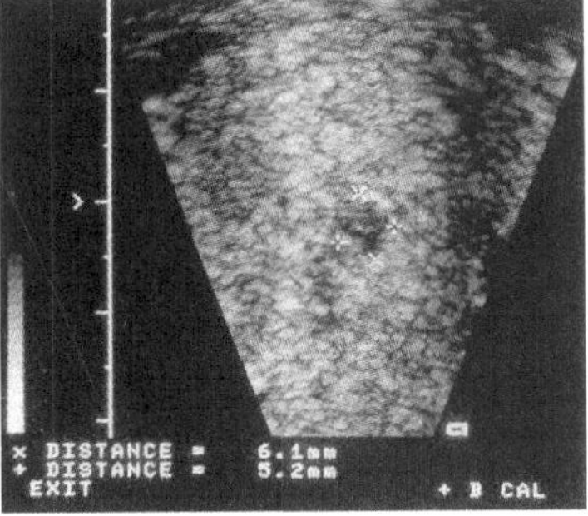

Abb. 33. Ultraschallbild einer in das hoch aufgebaute Endometrium implantierten Chorionhöhle von 5 × 6 mm

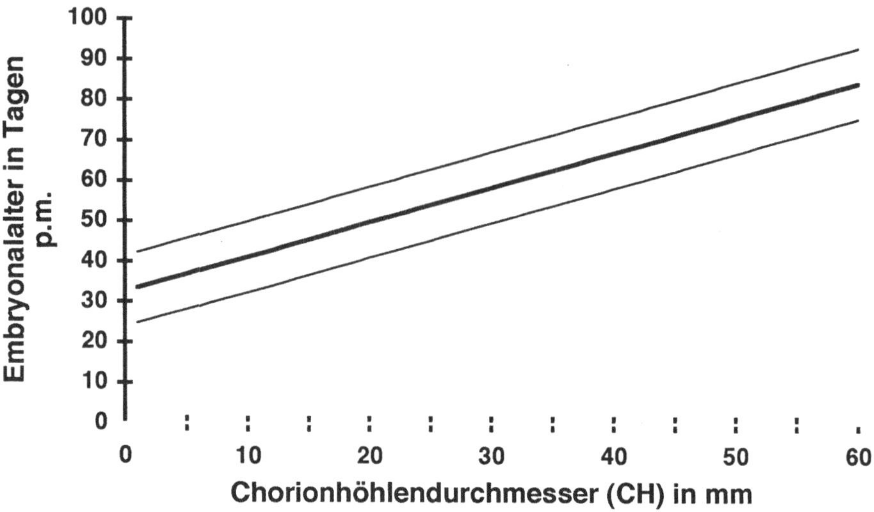

Abb. 34. Embryonalalter in Abhängigkeit vom Chorionhöhlendurchmesser *(CH)*. Die Grafik zeigt die Schätzkurve und das 95-%-Prognoseintervall bei einer Einzelmessung

7.1.2 Schätzung des Schwangerschaftsalters aus der Messung der Chorionhöhle

Die Chorionhöhle ist zwar die erste sonomorphologisch nachweisbare Struktur einer intrauterin implantierten Schwangerschaft, die jedoch im Verlauf der Schwangerschaft von der idealen Kugelform deutlich abweicht, so daß der mittlere Durchmesser eine große Streubreite aufweist.

Demzufolge ist die Schätzung des Embryonalalters aus einer Messung des CH mit einer relativ großen Streubreite verbunden. An 229 datierten Schwangerschaften wurde der mittlere CH einmal in Verlauf des I. Trimenons bestimmt. Das Schwangerschaftsalter (T) als Funktion des CH wurde über eine lineare Regression zu T = 0,86 CH + 32,64 kalkuliert.

Für diese Beziehung wurde der Korrelationskoeffizient r zu 0,94 (r^2 = 0,89) bestimmt. Das 95-%-Prognoseband im Meßintervall von 1–57 mm weist eine Breite von 17,6 Tagen und das 95-%-Konfidenzband von 3,1 Tagen auf (Abb. 34).

7.2 Bestimmung der größten embryonalen Körperlänge

7.2.1 Definition der Meßstrecke

Die größte Körperlänge ist definiert als die größte Längenausdehnung des Embryonalkörpers unter Ausschluß der unteren Gliedmaßen (O'Rahilly u. Müller 1984). Korrekturen für die Krümmung des Embryonalkörpers wurden nicht vorgenommen. Die GL entspricht ab der 7. Woche der Embryonalentwicklung, der 9. postmenstruellen Woche, der heute allgemein üblichen Scheitel-Steiß-

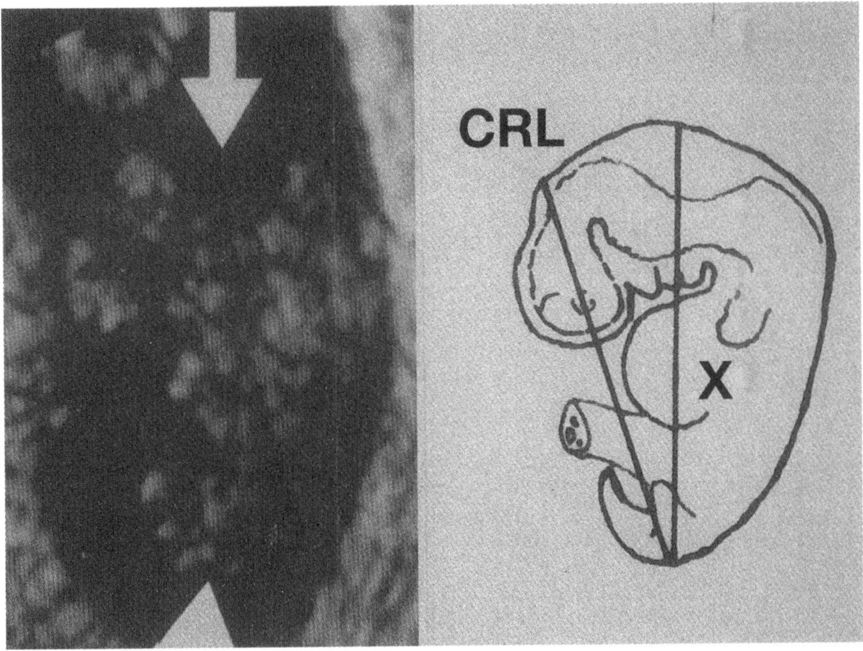

Abb. 35. Ultraschallbild (rechts) und schematische Darstellung eines Embryos am 37. Tag p.c. Die GL (x) ist im Vergleich zur Scheitel-Steiß-Länge (CRL) größer

Länge. Diese – als Meßstrecke vom Scheitel, d.h. über dem Mittelhirn, bis zum Steiß definierte Körperlänge – ist vor der 7. Embryonalwoche deutlich kleiner als die GL und durch unsicher definierte Meßpunkte fehlerhaft. Da sich an Embryonen vor dem Stadium 12 sonographisch noch kein Mittelhirn nachweisen läßt, ist eine Scheitel-Steiß-Länge nicht zu bestimmen, wohl aber die GL. Ein Vergleich der Meßtechniken bei Robinson (1975) und bei Hansmann (1979) zeigt, daß in diesen Arbeiten vor der 7. Woche der Embryonalentwicklung (p.c.) immer die GL gemessen wurde. Die Differenz zwischen der GL und der Scheitel-Steiß-Länge ist in Abb. 35 dargestellt.

7.2.2 Schätzung des Schwangerschaftsalters aus einer Messung der größten embryonalen Körperlänge

Zur Schätzung des postmenstruellen Alters aus einer Einzelmessung der GL muß das Embryonalalter als Funktion der GL bestimmt werden. Diese Analyse wurde an 139 datierten Einlingsembryonen, die einmal im Verlauf der Embryonalperiode untersucht wurden, durchgeführt. Da eine funktionale Abhängigkeit der Meßparameter voneinander nicht bekannt ist, wurde mit Hilfe eines statistischen Modulationsprogramms (GLIM) eine nichtlineare polynomiale Regression angepaßt. Um die Varianzheteroskedaszität (Inhomogenität der Varianz)

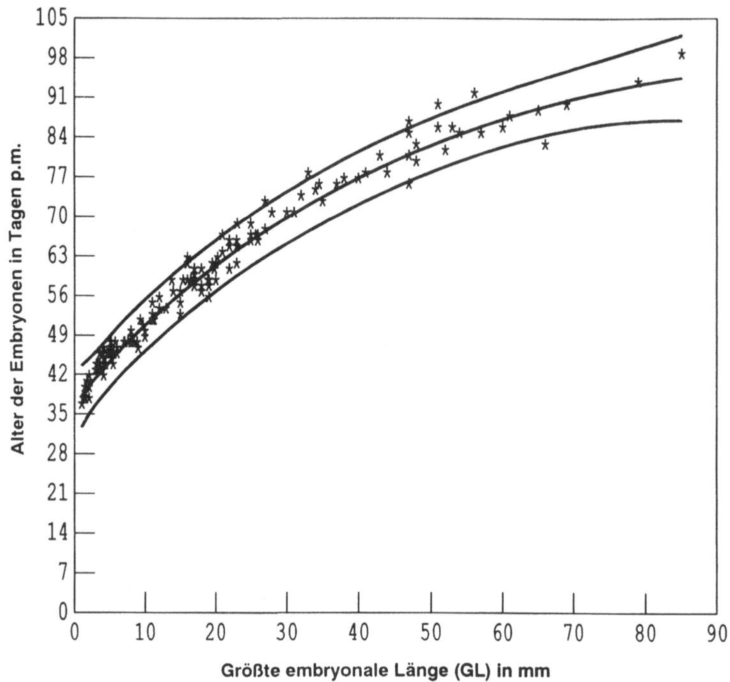

Abb. 36. Embryonalalter in Abhängigkeit von der GL der 139 Messungen an 139 Embryonen. Punktewolke mit Schätzkurve und 95-%-Prognoseband

zu kontrollieren, wurde eine kubische Funktion der Wurzel aus × verwandt. Die kubische Funktion wurde gewählt, da sie die Meßwerte besser als eine quadratische Funktion beschreibt. Im kubischen Modell ist der Term 3. Grades mit einer Irrtumswahrscheinlichkeit von $p < 0{,}000001$ signifikant, wohingegen für quadratische Modelle Polynome höherer Ordnung zur Beschreibung notwendig sind. Folgende Beziehung konnte ermittelt werden:

$$T = 35{,}72 + 1{,}08\,x^{1/2} + 1{,}472 \times - 0{,}09749\,x^{3/2} \tag{I}$$

Dabei ist T die Schwangerschaftsdauer in Tagen p.m. und × die GL des Embryos. Der multivariante Regressionskoeffizient wurde auf 0,98 bestimmt. Abb. 36 gibt die Rohdaten, die Regressionslinie und das 95-%-Prognoseband für die Schätzung des postmenstruellen Embryonalalters an.

Das 95-%-Konfidenzband ist über dem Meßbereich der GL zwischen 1 und 85 mm im Mittel 4,3 Tage breit. Demgegenüber ist das 95-%-Prognoseband im Mittel 9,3 Tage breit. Im klinisch relevanten Bereich zwischen 4 und 60 mm GL ist das 95-%-Konfidenzintervall 3,0 Tage und das 95-%-Prognoseintervall 8,9 Tage breit.

Läßt man bis zu 8 Messungen eines Embryos im Verlauf des I. Trimenons zu, so kann aus der Punktewolke von 274 Messungen an 139 Einlingsembryonen mittels des GLIM folgende Regressionsfunktion errechnet werden:

$$T = 34,34 + 2,326\, x^{1/2} + 1,13\, X - 0,07212\, x^{3/2} \qquad \text{(II)}$$

Der multivariante Regressionskoeffizient beträgt hier 0,98. Das 95-%-Konfidenzband ist über dem Meßbereich im Mittel 3,1 Tage breit, das 95-%-Prognoseband ist 8,9 Tage breit.

Zur Altersschätzung von Mehrlingen aus der GL wurde aus 90 Messungen der GL an den 46 datierten Mehrlingsembryonen folgende Funktion errechnet:

$$T = 36,72 + 1,082\, x^{1/2} + 1,262\, X - 0,07421\, x^{3/2} \qquad \text{(III)}$$

Der multivariante Regressionskoeffizient wurde zu 0,97 bestimmt, und die mittlere Breite des 95-%-Konfidenzbandes betrug im Meßbereich 5,8 Tage, die des 95-%-Prognosebandes 10,7 Tage.

Alle drei ermittelten Schätzkurven folgen der gleichen Grundfunktion und weichen, wie die folgende Abbildung zeigt, nur unwesentlich voneinander ab (Abb. 37).

Der Vergleich der Schätzkurven II und III mit der Schätzkurve für die Einzelmessung der Einlinge (I) als Standard zeigt eine maximale Differenz zwischen den Schätzkurven von 1,6 Tagen. Diese Abweichungen der Schätzkurven ist ohne klinische Relevanz (Abb. 38).

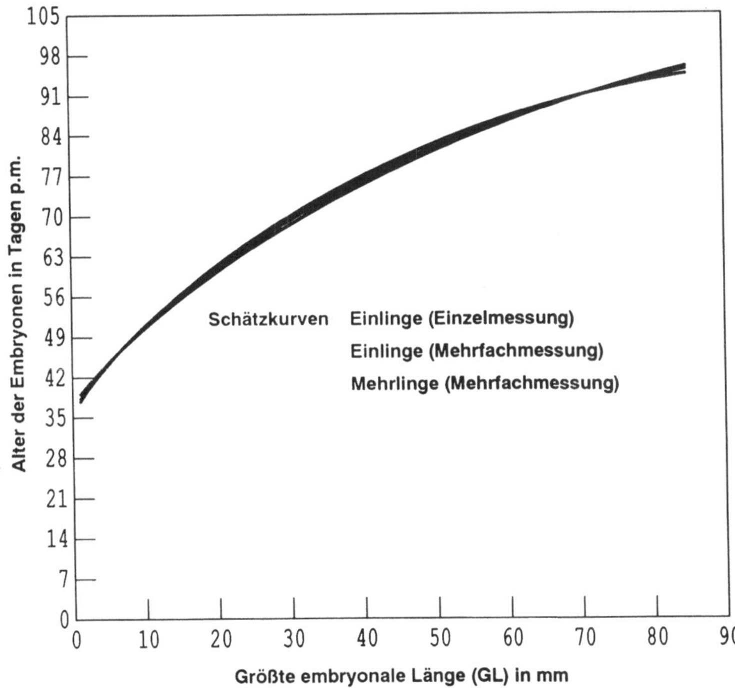

Abb. 37. Kalkulierte Schätzkurven für die Altersschätzung von Embryonen aus der GL. Dargestellt sind die Schätzkurven aus der einmaligen Messung von Einlingen, der Mehrfachmessung von Einlingen und der Mehrfachmessung von Mehrlingen

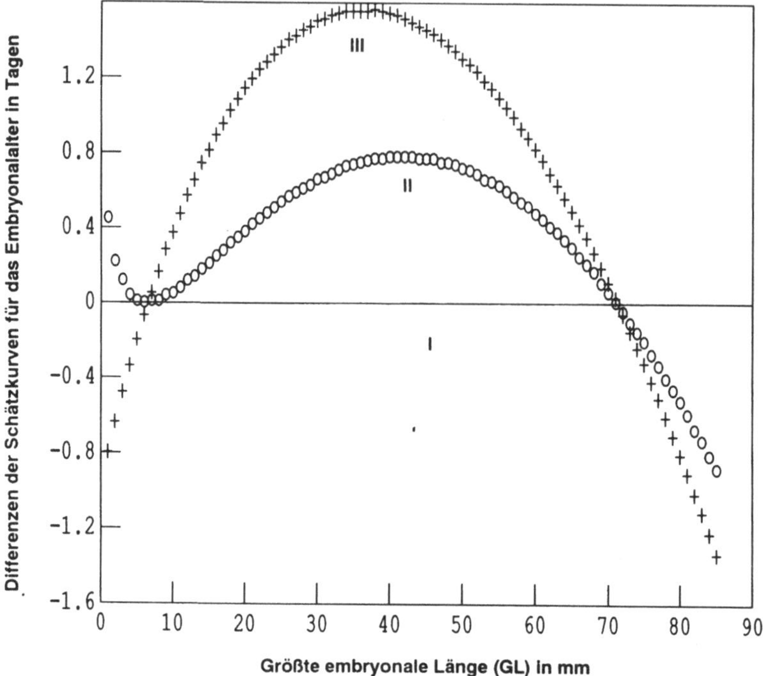

Abb. 38. Vergleich der Schätzkurven *II* und *III* mit der Schätzkurve der Einlinge *(I)* als Standard

Trägt man die Schätzwerte des Embryonalalters der Einlinge gegen die Werte bei Mehrlingen (Abb. 39) auf, so zeigt sich, daß sich Einlings- und Mehrlingsschwangerschaften während des I. Trimenons gleichförmig entwickeln und die Wachstumskurve der GL der Mehrlinge erst vom 84. Tag p.m., dem Beginn der 13. SSW p.m., niedriger liegt als bei Einlingen.

Mehrfachmessungen von Einlingsembryonen führen bei einer Schätzkurve vom gleichen Typus zu einer Einengung des 95-%-Prognose- und des 95-%-Konfidenzbandes. Dies ist durch die größere Zahl der Messungen erklärbar und kann als Zeichen einer sehr homogenen Embryonalentwicklung interpretiert werden. Wären bereits im I. Trimenon große und kleine Embryonen unterscheidbar, würden sich die Prognoseintervalle nicht verändern.

Die in der Literatur publizierten Angaben über die Schätzgenauigkeit des postmenstruellen Alters aus der Messung der GL sind kaum vergleichbar. Einige Autoren publizierten Schätzkurven aus einer Einzelbeobachtung eines Embryos im Verlauf der Embryonalperiode. Andere schließen Mehrfachmessungen eines Embryos in der Embryonalperiode mit ein, während eine dritte Gruppe das Problem der Mehrfachmessung unberücksichtigt läßt. Dazu fehlen in einigen Arbeiten die Präsentationen der Rohdaten.

Die Genauigkeit der Altersschätzung wurde bislang in der Literatur auf verschiedenste Weise angegeben. Dies macht einen Vergleich der Ergebnisse

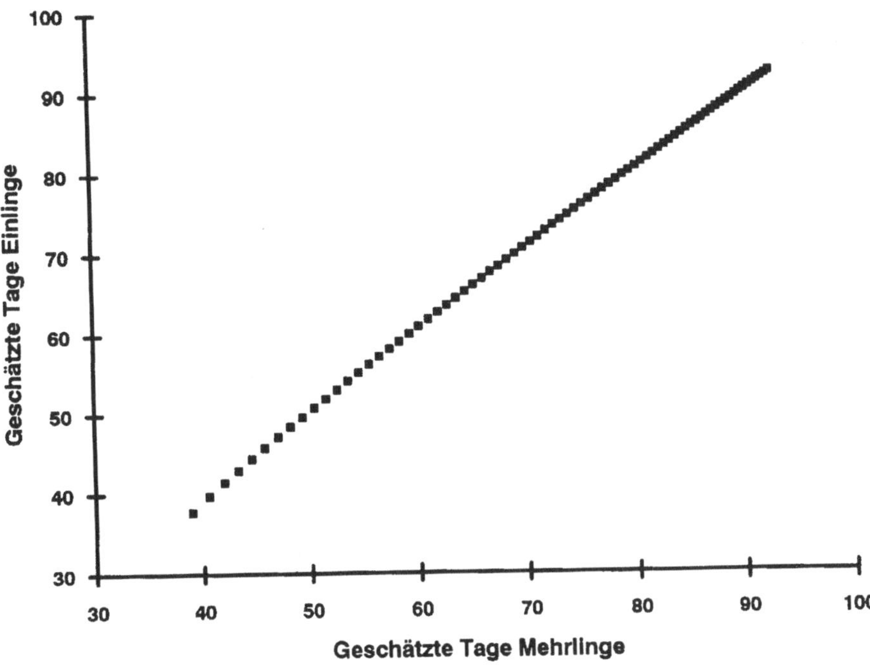

Abb. 39. Aus der GL geschätzte Tage für die Einlinge gegen die geschätzten Tage für Mehrlinge

schwierig. Einige Autoren geben das Konfidenzintervall an, während andere die Vorhersage der „Punktschätzung" oder die Standardabweichung der Residuen mitteilen, was lediglich eine Abschätzung des Prognoseintervalls ermöglicht. Ein Überblick der bislang publizierten Daten ist in der Tabelle 5 zusammengefaßt.

Tabelle 5. Genauigkeit der Schätzung des Embryonalalters nach Messung der GL. Das Prognoseintervall ist dabei immer breiter als das Konfidenzintervall.

Autor	95-%-Konfidenzintervall	95-%-Prognoseintervall
Robinson (1975)	9,4 Tage	–
Drumm (1976)	11,4 Tage	–
Hansmann (1979)	–	15,7 Tage*
Pedersen (1982)	10,4 Tage*	–
Vollebergh (1989)	11,0 Tage	–
MacGregor (1987)	–	13,0 Tage
Rempen (1991)	–	14,9 Tage**
Schmidt (1981)	–	14,4 Tage*
vorgelegte Studie	4,3 Tage	9,3 Tage

* Berechnung aus publizierten Werten der SD, 2 x 1,96 SD
** Berechnung aus dem publizierten 90-%-Prognoseintervall.

Im Vergleich mit den bislang veröffentlichten Ergebnissen zeigen unsere Daten, die auf einer Einfachmessung der GL basieren, die exaktesten Ergebnisse (Wisser et al. 1994 b). Eine Erklärung der großen Variabilität, welche in der Literatur angegeben wird, ist wiederum die Tatsache, daß das Schwangerschaftsalter aufgrund klinischer Daten wie dem ersten Tag der letzten Periode und der Zyklusregularität geschätzt wurde. Diese klinischen Angaben weisen jedoch selbst eine große Variabilität auf.

In einer Gruppe von 72 nach dem LH-Anstieg datierten Embryonen wurde das Prognoseintervall mit 13,0 Tagen errechnet. In zwei Untergruppen dieser Population war die Variabilität identisch. Leider sind die Rohdaten und die Methodik der CRL-Messung nicht mitgeteilt (MacGregor et al. 1987).

In unserer Untersuchung wurde die mittlere Breite des Vorhersagebandes mit 9,3 Tagen errechnet (Abb. 40). Für den klinisch relevanten Bereich zwischen einer GL von 4–60 mm ist die Breite des 95-%-Prognosebandes nahezu konstant und mißt im Mittel 8,9 Tage. Dies ist unseres Wissens die bisher exakteste verfügbare Schätzung des Embryonalalters.

Der Vergleich unserer Schätzkurve mit den bislang publizierten Schätzkurven für das Embryonalalter zeigt, daß einige Schätzkurven das exakte Embryonalalter während der frühen Embryonalentwicklung unterschätzen (Abb. 41).

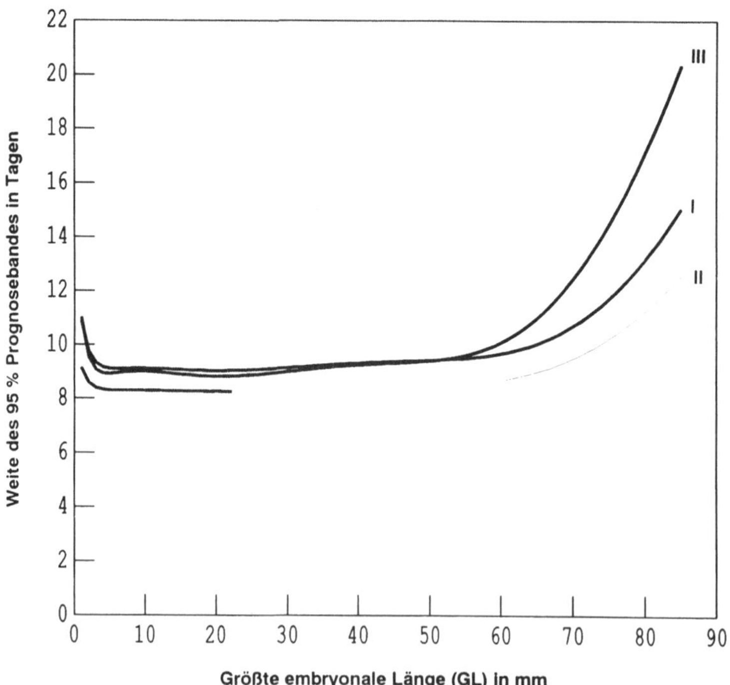

Abb. 40. Breite des 95-%-Prognosebandes für die einmalige Messung von Einlingen (*I*), die Mehrfachmessung von Mehrlingen (*II*) und die Mehrfachmessung von Mehrlingen (*III*)

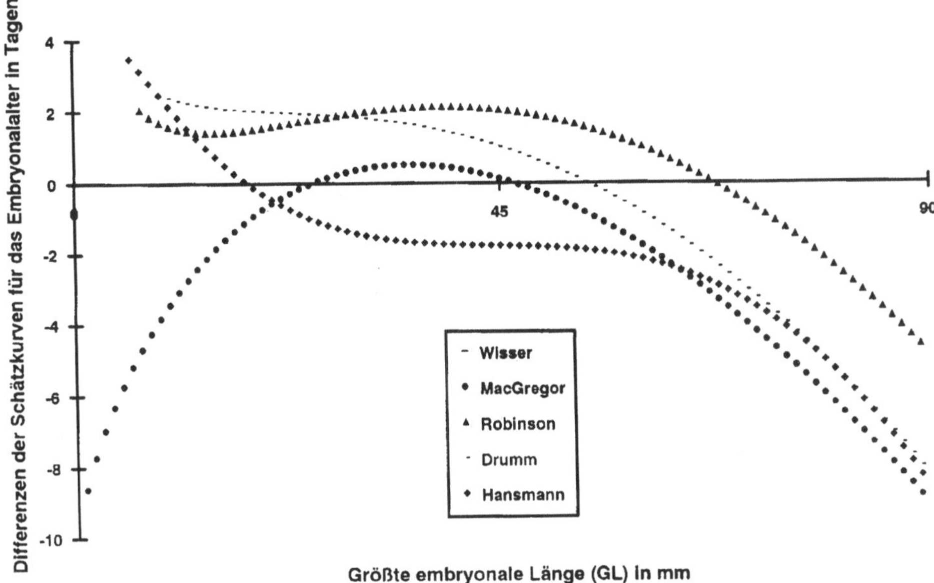

Abb. 41. Vergleich der Schätzkurven für die Bestimmung des Embryonalalters aus der GL. Dargestellt ist die Differenz zwischen unserer Kurve und den publizierten Schätzkurven (Drumm 1976, Hansmann 1979, MacGregor 1987, Robinson 1975, Wisser 1994 b)

Demgegenüber überschätzt MacGregor das Embryonalalter im Vergleich mit unserer Schätzkurve fast über den gesamten Meßbereich. Er untersuchte ein Kollektiv, in dem der Ovulationszeitpunkt aus dem LH-Anstieg abgeleitet wurde. Die Differenz zu den hier vorgelegten Befunden ist erklärbar, wenn man berücksichtigt, daß der LH-Anstieg 16,5 Stunden vor der Ovulation eintritt und die Empfängnis am Tag nach der Ovulation folgt. Damit sind mehr als 40 Stunden oder fast 2 Tage zwischen dem LH-Anstieg und der Empfängnis vergangen. Unsere Berechnungen sind auf das Embryonalalter p.c. bezogen, um eine direkte Vergleichbarkeit mit den embryologischen Befunden zu haben.

Der Vergleich der Schätzkurven zeigt ferner, daß die Abweichungen bis zu einer GL von 60 mm oder einem postmenstruellen Alter von 13 Wochen nur um wenige Tage differieren. Die Bedeutung unserer Untersuchungen liegt darin, die Sicherheit der Vorhersage des Embryonalalters aus einer Messung der GL optimiert zu haben.

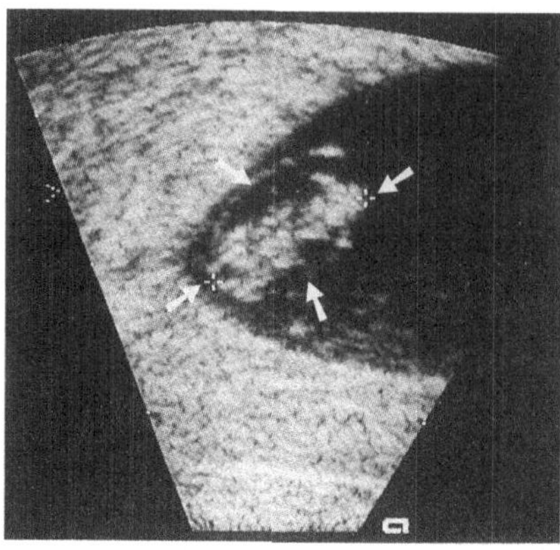

Abb. 42. Sonographische Messung des Amnionhöhlendurchmessers. Am Tag 51 p.m. hat die Amnionhöhle noch eine ovoide Form

7.3 Ultraschallbiometrie der Amnionhöhle

7.3.1 Definition der Meßstrecke

Etwa am Ende der 7. Woche p.m. – entsprechend dem Stadium 14 – läßt sich das Amnion frühestens unmittelbar dem Embryo anliegend nachweisen. Die Biometrie dieser annähernd kugeligen Struktur erfolgt in allen drei Ebenen. Aus dem arithmetischen Mittel dieser drei Messungen wird der mittlere Amnionhöhlendurchmesser (AH) bestimmt (Abb. 42).

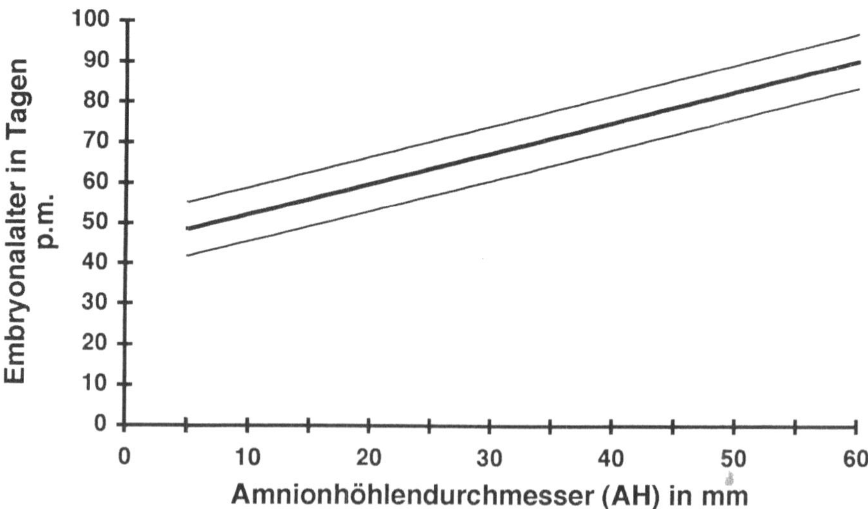

Abb. 43. Embryonalalter in Abhängigkeit vom Amnionhöhlendurchmesser *(AH)*. Die Grafik zeigt die Schätzkurve und das 95-%-Prognoseintervall bei einer einzelnen Messung

7.3.2 Schätzung des Schwangerschaftsalters aus einer Messung des Amnionhöhlendurchmessers

An 104 datierten Einlingsembryonen wurde zwischen dem 48. und 80. Tag p.m. der mittlere Amnionhöhlendurchmesser bestimmt. Über eine lineare Regression wurde die folgende Funktion des Schwangerschaftsalters T in Abhängigkeit vom AH bestimmt:

$$T = 0,76 \text{ AH} + 44,75$$

Der Korrelationskoeffizient r für diese Beziehung beträgt 0,93 ($r^2 = 0,85$). Das 95-%-Prognoseband und das 95-%-Konfidenzband weisen eine Weite von 13,4 und 3,2 Tagen auf (Abb. 43).

7.4 Ultraschallbiometrie des embryonalen biparietalen Durchmessers

7.4.1 Definition der Meßstrecke

Der biparietale Kopfdurchmesser (BIP) ist definiert als die größte Kopfbreite durch den kranialen Pol des Embryos (Abb. 44). Sowohl im Horizontal- als auch im Frontalschnitt stellen die Thalami die sonoanatomische Leitstruktur dar. Im Horizontalschnitt sind die Seitenventrikel vor dem 60. postmenstruellen Tag kranial und erst danach in der Biometrieebene sichtbar.

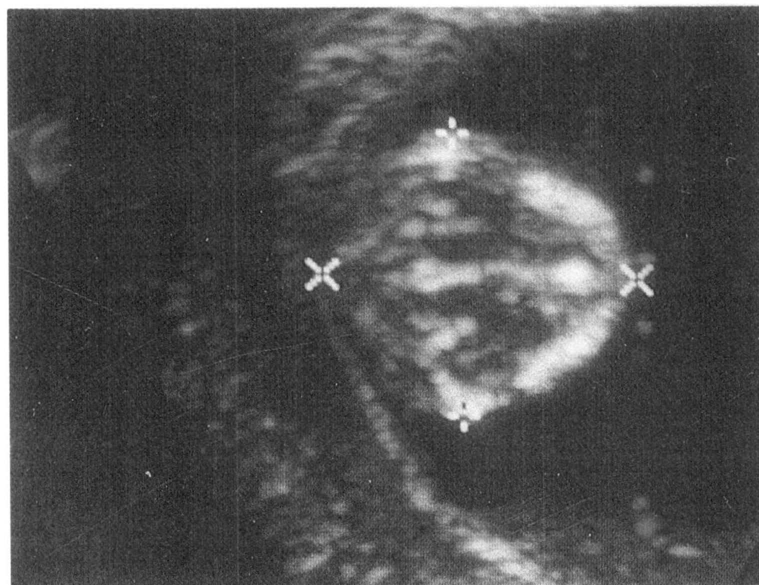

Abb. 44. Biparietaler Durchmesser (BIP) eines Embryos am 64. Tag p.c. Der BIP mißt 18,2 mm

7.4.2 Schätzung des Embryonalalters aus einer Messung des biparietalen Durchmessers

An den 126 datierten Einlingsembryonen wurde vom 45. postmenstruellen Tag an der BIP bestimmt. Da einzelne Embryonen mehrfach untersucht wurden, lagen insgesamt 182 Meßwerte vor. Mittels einer Zufallszuteilung wurde jeweils eine Messung ausgewählt, so daß 126 Messungen zur Berechnung kamen.

Die Schwangerschaftsdauer als eine Funktion des BIP wurde über eine lineare Regression zu T = 2,05 BIP + 41,78 bestimmt.

Die Beziehung zwischen der Schwangerschaftsdauer und dem BIP ist in Abb. 45 dargestellt. Der Korrelationskoeffizient r wurde zu 0,97 errechnet. Mit einer Irrtumswahrscheinlichkeit p < 0,0001 ist die Nullhypothese für die obige funktionale Beziehung zu verwerfen.

Das 95-%-Prognoseband über das Meßintervall von 4–30 mm wurde zu 11,1 Tagen, das 95-%-Konfidenzband zu 4,4 Tagen ermittelt.

Für die Schätzung des Embryonalalters aus der Messung des BIP gelten die obigen allgemeinen Anmerkungen. Nur in wenigen Arbeiten sind 95-%-Prognoseintervalle angegeben (Tabelle 6). Diese schwanken zwischen 11,5 und 42 Tagen. Die bisher publizierten 95-%-Konfidenzintervalle streuen zwischen 10 und 17,2 Tagen.
Wie aus mehreren Arbeiten ersichtlich, wird das 95-%-Prognoseband mit zunehmendem Fetalalter breiter, so daß eine Vergleichbarkeit der Literaturangaben nur unter Angabe der untersuchten Kollektive möglich ist. Für das II. Trimenon ergeben sich aus der Literatur die in der Tabelle 6 zusammengefaßten Werte.

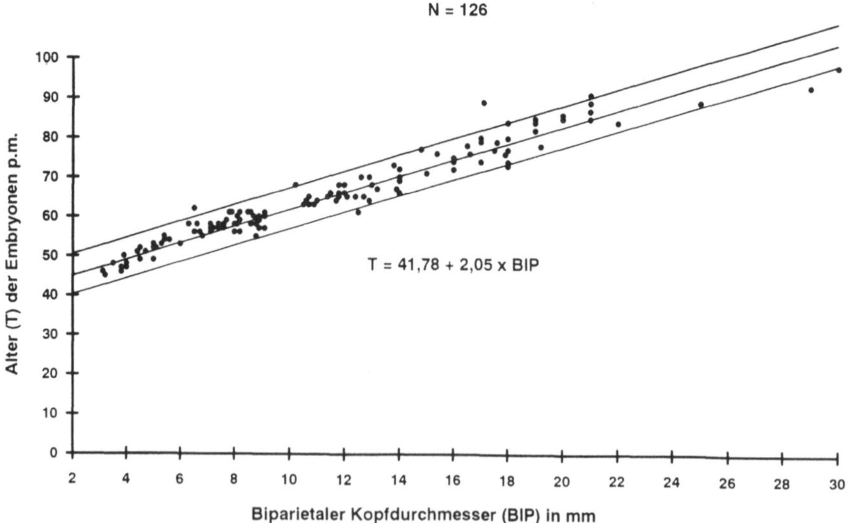

Abb. 45. Punktewolke, Schätzkurve und 95-%-Prognoseband des Embryonalalters aus dem biparietalen Durchmesser (BIP)

Tabelle 6. Schätzgenauigkeit des Embryonalalters aus der Messung des biparietalen Durchmessers im II. Trimenon.

Autor	95-%-Konfidenzintervall	95-%-Prognoseintervall
Varma (1973)	17,2 Tage	–
Sabbagha (1978)	–	28 Tage
Hansmann (1976)	–	15 Tage
Kurtz (1980)	14,0 Tage	–
Bovicelli (1981)	10,0 Tage	–
Hadlock (1982)	–	28 Tage
Selbing (1985)	–	12 Tage
Persson (1986)	12,8 Tage	–
Romero (1988)	–	42 Tage

Für das I. Trimenon liegen bislang nur die Daten von Rempen (1991) vor, der ein 90-%-Prognoseband von 15,7 Tagen angibt. Daraus läßt sich das 95-%-Prognoseintervall zu 18,7 Tagen errechnen. Die mit gleicher Technik im gleichen Altersbereich erhobenen Daten zeigen eine weit größere Streuung als unsere Ergebnisse. Die Schätzung des Embryonalalters in unserem Kollektiv datierter Embryonen des I. Trimenons aus einer Messung des BIP ergab eine Breite des 95-%-Prognosebandes von 11,0 Tagen und ein 95-%-Konfidenzintervall von im Mittel 4,4 Tagen.

Diese Unterschiede in der Genauigkeit der Altersschätzung im Vergleich zu den Daten von Rempen können auf die Homogenität unseres Kollektivs in Bezug auf die Altersangaben zurückgeführt werden.

7.5 Ultraschallbiometrie des embryonalen Thoraxquerdurchmessers

7.5.1 Definition der Meßstrecke

Der Thoraxquerdurchmesser (THQ) ist definiert als ein exakter Horizontalschnitt durch den embryonalen Rumpf unmittelbar kaudal des Herzens (Abb. 46).

7.5.2 Schätzung des Embryonalalters aus einer Messung des Thoraxquerdurchmessers

Beginnend mit dem Stadium 15 der Klassifikation von O'Rahilly und Müller beginnt die Rumpfweite an Größe zuzunehmen. Dies ist bedingt durch das Wachstum der Spinalganglien und die Zunahme mesenchymalen Gewebes der Muskelplatten. Die Rumpfbreite wird zur weiteren Unterscheidung der embyronalen Entwicklung herangezogen.

An den 126 datierten Embryonen wurde einmal zwischen dem 45. und 98. Tag p.m. der THQ bestimmt. Die Messungen erfolgten in der oben definierten Ebene.

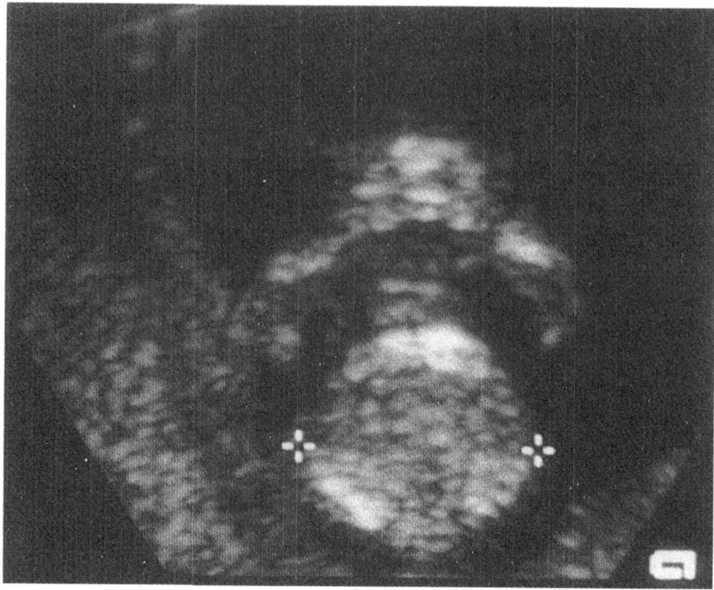

Abb. 46. Thoraxquerdurchmesser (THQ) eines Embryos am 64. Tag p.c. Der THQ
beträgt 15,0 mm

Für den THQ als Funktion des Schwangerschaftsalters konnte im Meßbereich zwischen 2,5 und 26 mm folgende Beziehung mittels linearer Regression
ermittelt werden:

$$T = 2,36 \, THQ + 42,65$$

Der Korrelationskoeffizient wurde zu 0,97 errechnet. Von der obigen funktiona-
len Beziehung kann mit einer Irrtumswahrscheinlichkeit von $p < 0,0001$ ausgegangen werden. Das 95-%-Prognoseband über dem Meßbereich wurde zu 11,6
Tagen (Abb. 47), das 95-%-Konfidenzband zu 2,3 Tagen bestimmt.

Die Messung des THQ wurde bisher im III. Trimenon zur Bestimmung des
fetalen Gewichtes angewandt. Schätzungen des Schwangerschaftsalters aus der
Messung des THQ liegen nur für das I. Trimenon vor (Rempen 1991). In der
angloamerikanischen Literatur wird die Umfangmessung des Rumpfes zur
Schätzung des Schwangerschaftsalters herangezogen. Dabei schwanken die
Genauigkeitsangaben von 42,0 Tagen für das 95-%-Prognoseintervall (Ott 1985)
bis zu 6 Tagen für das 95-%-Konfidenzband (Reece et al. 1987).

In der embryologischen Literatur wird der Rumpfbreite große Bedeutung
für die Klassifizierung und damit die Altersschätzung der Embryonen vom Stadium 15 an beigemessen. Wir haben daher den Thoraxquerdurchmesser während der Embryonalphase an datierten Embryonen gemessen und seine Wertigkeit zur Schätzung des Embryonalalters evaluiert.

Das von uns errechnete 95-%-Prognoseband ist mit 11,6 Tagen geringer als
das von Rempen 1991 mitgeteilte 90-%-Prognoseband von 16,0 Tagen. Aus den

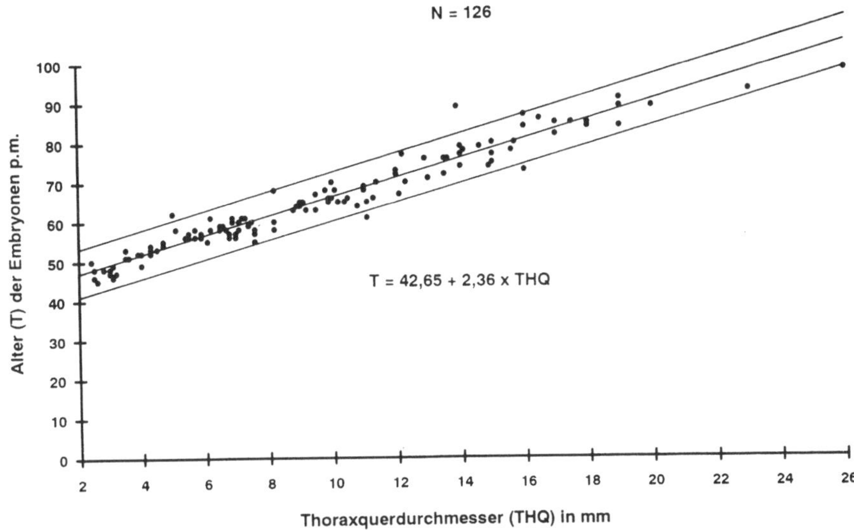

Abb. 47. Punktewolke, Schätzkurve und 95-%-Prognoseband des Embryonalalters aus dem THQ

Angaben bei Rempen läßt sich ein 95-%-Prognoseband von 19,1 Tagen kalkulieren. Die Differenz kann wiederum auf die Homogenität bezüglich des Embryonalalters, die in unserem Kollektiv exakt definiert ist, zurückgeführt werden.

7.6 Bestimmung der embryonalen Herzfrequenz

Die EHF wurde mittels der Time-motion-Echographie ermittelt, wobei in allen Fällen die Messungen über ein simultanes B-Bild kontrolliert wurden (s. Abb. 16). Abb. 48 zeigt alle 348 Messungen der EHF an 185 Embryonen in Abhängigkeit vom exakten Embryonalalter.

Da keine biologische Begründung für die Anwendung einer nichtlinearen parametrischen Schätzfunktion gegeben war, wurde über eine lokal gewichtete Regression und Glättung der Punktewolke eine Schätzkurve kalkuliert (s. Abb. 48). Bei gleichmäßig verteilten Residuen wurde die Standardabweichung mit 7,11 Herzschlägen/min berechnet.

Die Transformation der Zeitachse im natürlichen Logarithmus zeigt, daß die funktionale Beziehung durch zwei lineare Schätzkurven erklärt werden kann. Nach einem initialen Anstieg fällt die EHF im weiteren Verlauf der Embryonalentwicklung kontinuierlich ab. Die maximale EHF wird um den 63. postmenstruellen Tag erreicht. Abb. 49 zeigt die EHF in Abhängigkeit vom natürlichen Logarithmus des postmenstruellen Embryonalalters.

Wird die EHF gegen die GL aufgetragen, die eine genaue Altersschätzung des Embryos zuläßt, so ist diese ebenfalls aus zwei Teilen zusammengesetzt (Abb. 50). Die maximale EHF wird bei einer GL von 22 mm erreicht.

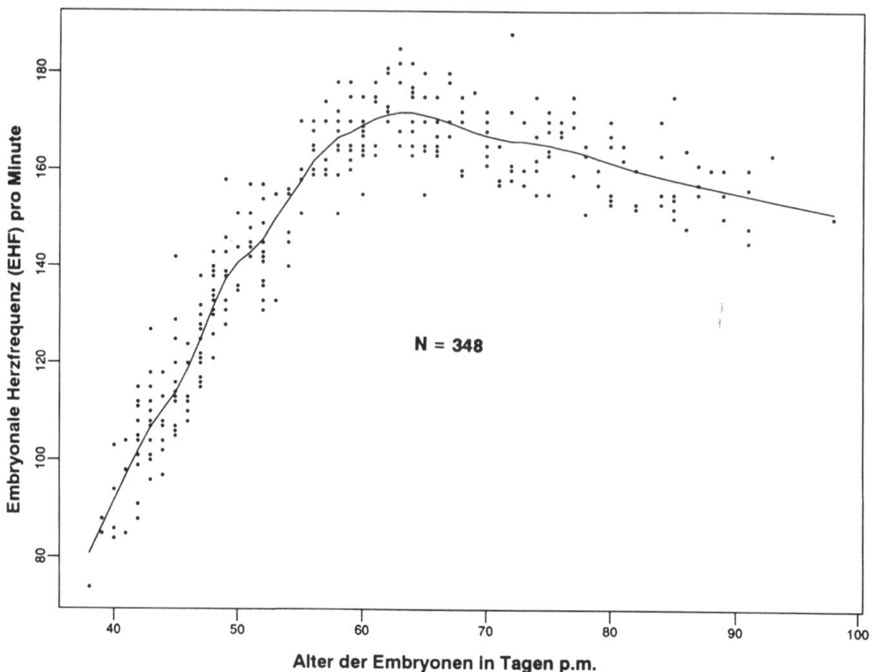

Abb. 48. EHF in Abhängigkeit vom Embryonalalter mit Schätzkurve

Die EHF ist der erste funktionelle Parameter, der während der Embryonalperiode gemessen werden kann. Die hochauflösende transvaginalsonographische Echtzeitdarstellung ermöglicht die direkte Beobachtung der embryonalen Herzaktivität bei Embryonen ab 2 mm GL. Aufgrund mütterlicher Atembewegungen, der embryonalen Aktivität bei Embryonen größer 12 mm GL und der Bewegungen der Ultraschallsonde durch den Untersucher kann das Auszählen der EHF in einem vorgegebenen Zeitintervall nur eine Approximation an die tatsächlichen Werte sein. Eine exakte Messung der EHF ist nur mit den Methoden der M-mode- oder Dopplersonographie simultan zur B-Bild-Darstellung möglich. Entsprechend der Sicherheitsempfehlungen der EFSUMB über den Einsatz der gepulsten Dopplertechnik in der Schwangerschaft haben wir die M-mode-Sonographie angewendet, die als unbedenklich gilt, da aus dem B-Modus generiert (Rott 1995).

Die EHF wurde erstmalig 1967 von Kratochwil mittels sonographischer Technik bestimmt. Die Abhängigkeit der EHF vom Embryonalalter ist 1973 von Robinson mitgeteilt worden. Der von ihm publizierte Kurvenverlauf konnte in den darauffolgenden Jahren durch eine Vielzahl von Untersuchungen im wesentlichen bestätigt werden.

Die Form der von uns errechneten Herzfrequenzkurve in Abhängigkeit vom Embryonalalter ist den bislang publizierten Kurven ähnlich. Abweichungen könnten einerseits auf die Meßmethode, andererseits auf die Heterogenität der

Abb. 49. EHF in Abhängigkeit vom natürlichen Logarithmus des postmenstruellen Alters

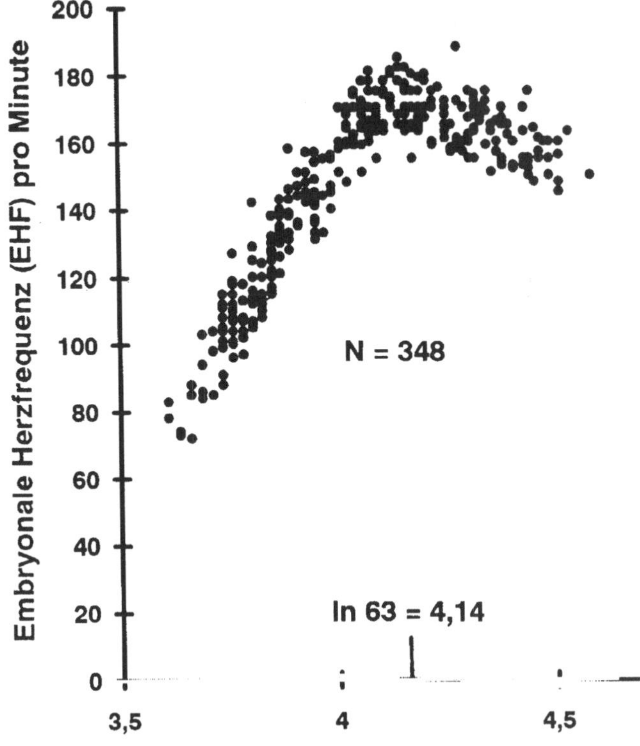

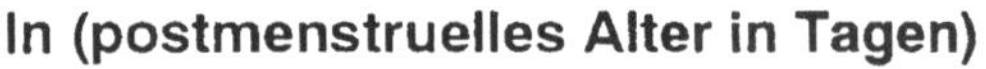

Abb. 50. Embryonale Herzfrequenz in Abhängigkeit von der GL ▼

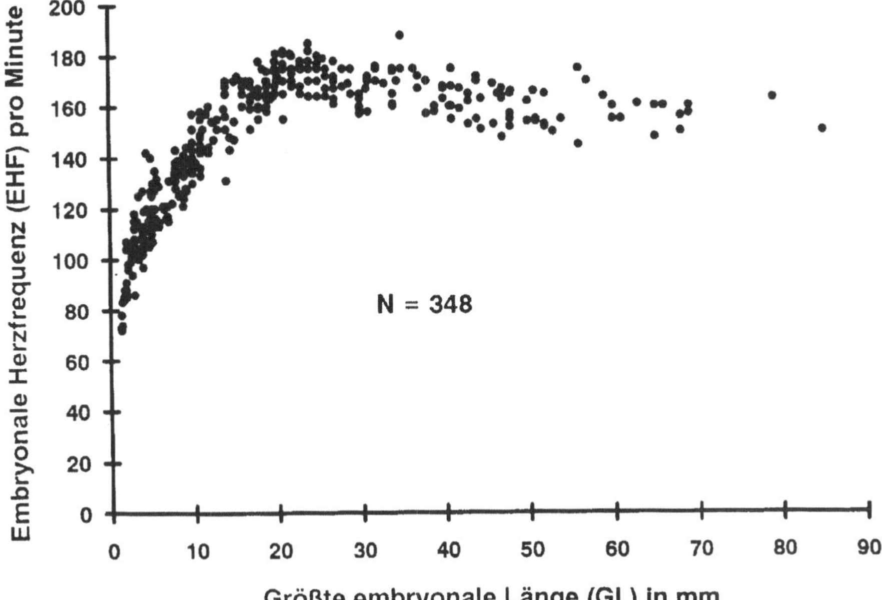

untersuchten Kollektive zurückgeführt werden. Das in einigen Arbeiten angewandte Verfahren des Auszählens der Herzfrequenz kann bei den mikroskopischen Dimensionen des embryonalen Herzens und den oben angeführten Variabilitäten der direkten Darstellung nur eine grobe Annäherung darstellen. Ein Methodenvergleich, obwohl in einer Arbeit praktisch durchgeführt, wurde bislang nicht analysiert (Howe et al. 1991). Die einzige Untersuchung, in der die EHF an 35 datierten Embryonen mittels gepulster Dopplersonographie studiert wurde, zeigte ein Maximum der EHF nach 45–50 Tagen p.c. (Elnekheli et al. 1992). Untersuchungen der EHF nach klinischer und anamnestischer Festlegung des Embryonalalters zeigen eine maximale EHF zwischen der 9. und 10. postmenstruellen Woche. Die maximale EHF wird bei Embryonen mit GL zwischen 21 bis 25 mm gemessen.

Da die EHF vom Embryonalalter abhängig ist, können Normwerte nur an Kollektiven mit exakt bekanntem Embryonalalter bestimmt werden. An einem in Bezug auf das Embryonalalter exakt definierten Kollektiv konnten wir erstmalig zeigen, daß die EHF als Funktion des Embryonalalters und der GL in zwei unterschiedliche Anteile aufgeteilt werden kann. Die Abhängigkeit der EHF von der GL ist die Basis für die Beurteilung der embryonalen Vitalität bei Embryonen mit unsicherem, da nur auf klinischen Daten basierendem Schwangerschaftsalter. Die Analyse beider Kurven zeigt, daß die EHF bis zum 63. postmenstruellen Tag oder 22 mm GL ansteigt und danach stetig abfällt.

Unter Berücksichtigung der embryonalen Entwicklung des menschlichen Herzens verläuft der Anstieg der EHF mit der morphologischen Differenzierung des embryonalen Herzens zeitlich parallel. Die morphologische Entwicklung des embryonalen Herzens wird mit dem Stadium 20 der Carnegie-Klassifikation abgeschlossen (Cooper u. O'Rahilly 1971). Zu diesem Zeitpunkt schließt sich das interventrikuläre Septum. Danach erfolgt lediglich noch die Entwicklung des epimyokardialen Mantels. Nach 6.3.2 entspricht das Stadium 20 einem Embryonalalter von 44–50 Tagen oder einem postmenstruellen Alter von 58–64 Tagen. Der Abfall der EHF wird als funktionelle Anpassung an die Notwendigkeiten des embryonalen Wachstums interpretiert (Wisser 1994 a).

7.7 Diagnostik der Mehrlingsschwangerschaft

Die Häufigkeit der Mehrlingsschwangerschaft hat in den vergangenen Jahrzehnten durch die Methoden der Reproduktionsmedizin sprunghaft zugenommen. Im Spontanzyklus finden sich Mehrlingsschwangerschaften entsprechend der Hellinschen Regel mit einer Häufigkeit von $1:85^{N-1}$, wobei N die Anzahl der Kinder bedeutet. Da Mehrlingsschwangerschaften höherer Ordnung Seltenheiten darstellen und die grundsätzlichen Anmerkungen auf höhergradige Mehrlinge übertragbar sind, beziehen sich die folgenden Ausführungen auf das Zwillingsproblem.

Zu einer Zwillingsschwangerschaft kommt es entweder durch die Befruchtung zweier reifer Eizellen durch zwei Spermien (dizygote, digenetische Zwillinge) oder durch eine nach der Befruchtung der Eizelle erfolgte Teilung der

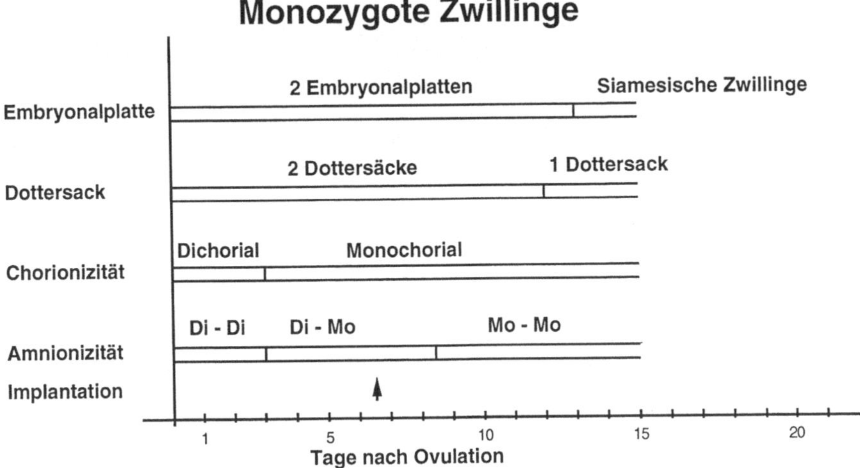

Abb. 51. Morphologische Variabilität monozygoter Zwillinge in Abhängigkeit vom Zeitpunkt der Teilung. Modifiziert nach Benirschke und Kim (1973 a)

Morula. Im letzteren Fall entwickeln sich monozygote, genetisch identische Kinder aus den noch pluripotenten Zellen der ersten Entwicklungstage (Benirschke u. Kim 1973 a, b).

Je nach dem Zeitpunkt der Teilung können sich aus monozygoten Zwillingen dichoriale (Teilung vor dem 3. Tag p.c.) oder monochoriale Zwillinge (Teilung nach dem 3. Tag p.c.) entwickeln. Unter den monochorialen Zwillingen werden je nach Zeitpunkt der Teilung diamniotisch monochoriale (Teilung zwischen dem 3. bis 8. Tag p.c.) und monoamniotisch-monochoriale Zwillinge (Teilung zwischen dem 8. bis 12. Tag p.c.) unterschieden (Abb. 51).

Während die Häufigkeit monozygoter Zwillinge weltweit relativ konstant etwa 3–5 pro 1000 Geburten beträgt, findet sich regional eine auffällige Variabilität dizygoter Zwillinge. Dies wird mit der unterschiedlichen Nährstoffversorgung der Schwangeren in Verbindung gebracht. In der westlichen Hemisphäre sind etwa ein Drittel der Zwillinge dizygot und ein Drittel monozygot. Während die dizygoten Zwillinge immer dichorial-diamniotische sind, findet sich bei monozygoten Zwillingen in einem Drittel eine dichoriale und in zwei Dritteln eine monochoriale-diamniotische Situation. Monochoriale-monoamniale Zwillinge sind eine Rarität und machen 1% der monozygoten Zwillinge aus.

Für die weitere Schwangerenbetreuung ist die Diagnostik der Zygotie von untergeordneter Bedeutung. Hinweise für das Vorliegen monozygoter Zwillinge sind: gleiches Geschlecht, gleiche Blutgruppe, gleiche Morphologie.

Eine eindeutige Festlegung der Zygotie ist mittels Ultraschalldiagnostik nicht möglich. Dieses Problem kann nur mit molekulargenetischen Methoden wie dem Nachweis von Restriktionslängenpolymorphismen gelöst werden. Dazu sind 2–5 ml Blut der Kinder und der Eltern nötig, aus denen DNA isoliert werden kann, die dann mit einer speziellen DNA-Sonde (Unisatellit DNA-Sonde 33,15) untersucht wird.

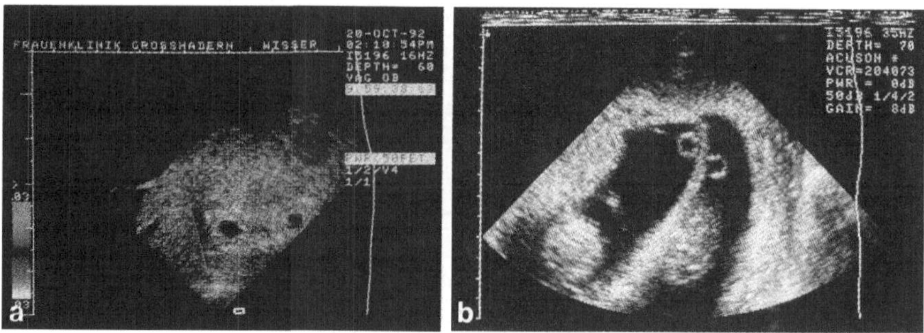

Abb. 52 a, b. Dichoriale, diamniote Gemini. a Zwei getrennte Chorionhöhlen nachweisbar am Tag 36 p.m. b Am Tag 80 p.m. ist neben der getrennten Plazenta die Trennwand zwischen den beiden Dottersäcken sichtbar. Links neben dem Dottersack läßt sich am linken Embryo die Amnionmembran erkennen

7.7.1 Bedeutung von Chorionizität und Amnionizität

Von großer Bedeutung für die weitere Schwangerenbetreuung und Geburtsleitung ist die Beurteilung von Chorionizität und Amnionizität. Neben den vielen mütterlichen Komplikationen der Zwillingsschwangerschaft (s. Übersicht) ist die Entwicklung einer Polyhydramnie, das Auftreten fetaler Fehlbildungen, die intrauterine Wachstumsretardierung und eine insgesamt höhere perinatale Mortalität häufiger mit monochorialen Zwillingsschwangerschaften assoziiert.

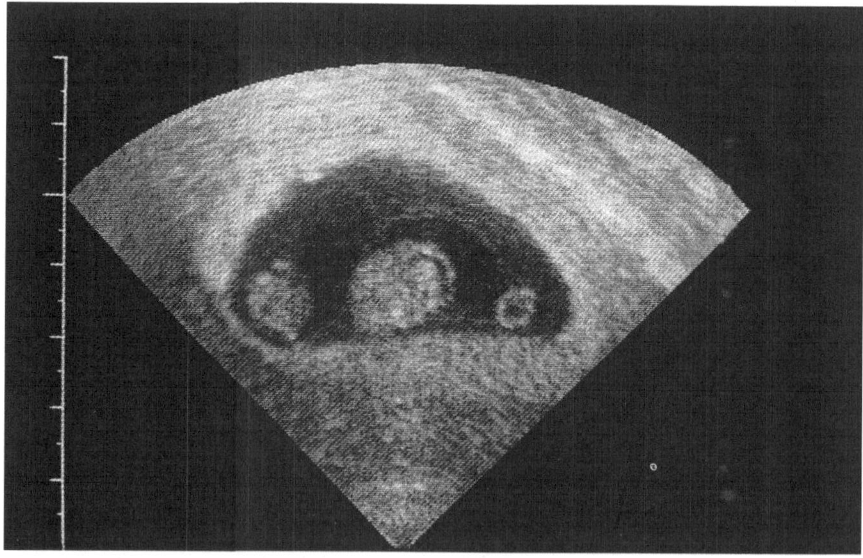

Abb. 53. Monochorial, diamniote Gemini. In einer Chorionhöhle mit echodichtem Randsaum befinden sich zwei Amnionhöhlen mit jeweils einem Embryo

Die klinische Unterscheidung zwischen monochorialen und dichorialen Zwillingen läßt sich am einfachsten und sichersten in der frühen Embryonalphase treffen. Finden sich beispielsweise in der 7. SSW p.m. zwei Chorionhöhlen mit zwei Dottersäcken und zwei vitalen Embryonalkörpern, so liegt eine dichoriale Zwillingsschwangerschaft vor (Abb. 52). Die monochoriale Zwillingsgravidität wird in einer Chorionhöhle zwei Dottersäcke mit zwei Embryonalkörpern oder einem Dottersack mit zwei Embryonalkörpern aufweisen. In der 9. bis 12. SSW sind monochoriale Gemini dadurch gekennzeichnet, daß zwei Embryonalkörper in einer Fruchthöhle liegen oder in einer Chorionhöhle zwei Amnionhöhlen in einem extraamnialen Zölom (Abb. 53) nachweisbar sind.

Schwangerschafts- und Geburtsrisken bei Mehrlingsschwangerschaften

- Anämie
- Präeklampsie
- Polyhydramnie *
- Fetale Fehlbildung *
- Intrauterine Wachstumsretardierung *
- Intrauteriner Fruchttod
- Vorzeitiger Blasensprung und Frühgeburt
- Lage- und Haltungsanomalien
- Erhöhte perinatale Mortalität*
- Psychologische Aspekte
* häufiger bei monochorialen Zwillingen
modifiziert nach Jones (1986)

7.7.2 Superfekundation und Superfetation

Unter Superfekundation versteht man eine Nachempfängnis, d.h. die Befruchtung eines zweiten Eies im gleichen Menstruationszyklus bzw. in derselben Ovulationsperiode (Litschgi u. Dietrich 1979).

Von einer Superfetation spricht man, wenn während einer bestehenden Schwangerschaft eine Eireifung erfolgt und diese zu einer Konzeption führt. Sowohl die Superfekundation als auch die Superfetation sind für die Humanmedizin belegt.

Einen eindeutigen wissenschaftlichen Beleg für eine Superfekundation gibt es nur dann, wenn die Vaterschaft der so gezeugten Zwillinge nicht identisch ist. So gelang es durch Phänotypologie, Blutgruppenserologie und HLA-Typisierung die ungleiche Vaterschaft dizygoter Zwillinge höchstwahrscheinlich zu machen (Terasaki et al. 1978).

Nach Benirschke ist ein zeitlicher Abstand der beiden Ovulationen eines Zyklus von bis zu 7 Tagen möglich (Benirschke u. Kaufmann 1990). Nach einer Schätzung ist die Häufigkeit ein Superfekundation bei 1:30 dizygoter Zwillinge

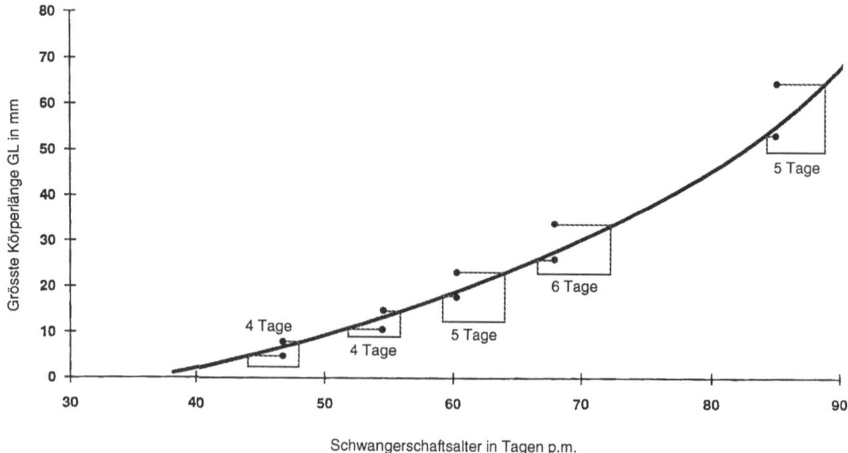

Abb. 54. Größte Körperlänge von dichorial, diamnioten Zwillingen, die am Tag 85 p.m. um 12 mm divergieren. Über die gesamte Embryonalperiode läßt sich aus der größten Körperlänge (GL) ein Altersunterschied von 4–6 Tagen kalkulieren. Dies ist mit einer Superfekundation vereinbar

gegeben (James 1980). Demzufolge sind Größendiskrepanzen dizygoter Zwillinge nur dann als ein Hinweiszeichen für das Vorliegen einer Pathologie zu werten, wenn die Diskrepanz mehr als eine Woche beträgt oder sich der Größenunterschied markant verändert. Eine biometrische Diskordanz dichorialer Mehrlinge darf nicht als ein definitiver wissenschaftlicher Beleg für die Variabilität des embryonalen Wachstums gelten.

Die Größendiskordanz einer im Spontanzyklus entstandenen Zwillingsschwangerschaft im I. Trimenon ist in Abb. 54 aufgezeigt. Sie macht deutlich, daß Zwilling 1 stets größer als Zwilling 2 gemessen wurde. Errechnet man aus der GL die Altersdifferenz, so ergibt sich über die gesamte Embryonalperiode ein konstanter „Altersunterschied" zwischen beiden Zwillingen von 4–6 Tagen. Eine solche Befundkonstellation, die wir noch in zwei weiteren Fällen vorfanden, ist kein Beweis für eine Superfekundation, jedoch als solche erklärbar. In den von uns beobachteten Fällen gelang der wissenschaftliche Beweis der Superfekundation nicht, da in allen drei Fällen die Vaterschaft unstrittig war.

8 Der pathologische Implantationsort des Embryos

Alle nicht in der Gebärmutterhöhle eingenisteten Schwangerschaften bezeichnet man als ektope Graviditäten. Die Inzidenz der ektopen Schwangerschaften ist zwischen 1970–1983 von 4,5 pro 1000 Schwangerschaften auf 14,0 pro 1000 Schwangerschaften angestiegen. Dieser Anstieg wird durch eine Verbesserung der Diagnostik und eine Zunahme prädisponierender Faktoren erklärt. Zu den letzteren gehören die zunehmende Inzidenz der entzündlichen Erkrankungen der Genitalorgane und der vermehrte Gebrauch des Intrauterinpessars zur Nidationshemmung. Parallel zum Anstieg der Inzidenz der ektopen Schwangerschaft ist die mütterliche Mortalität von 3,5 Todesfälle pro 1000 ektope Schwangerschaften im Jahr 1970 auf 0,5 Todesfälle pro 1000 ektope Graviditäten im Jahr 1983 zurückgegangen.

Bei der ektopen Schwangerschaft werden intra- und extrauterine ektope Schwangerschaften unterschieden. Mit einer Inzidenz von 1 pro 1000 bis 1 pro 18000 Entbindungen macht die intrauterin ektope Schwangerschaft etwa 1 % aller pathologischen Implantationen aus. Von den extrauterin ektopen Schwangerschaften entfallen etwa 95 % auf die Tubarschwangerschaft. Die übrigen extrauterinen Schwangerschaften sind intraabdominal (2 %), intraovariell (1,4 %), intraligamentär oder in einem rudimentären Uterushorn lokalisiert (jeweils 0,1 %).

Die Verfügbarkeit organ- und funktionserhaltender Behandlungsmöglichkeiten und die nach wie vor hohe Mortalität für die Schwangere sind Motivation für eine Verbesserung der Frühdiagnostik. Dabei spielt die Ultraschalldiagnostik eine wichtige Rolle.

8.1 Sonographische Hinweiszeichen einer Tubargravidität

Der mit großem Abstand häufigste pathologische Implantationsort ist der Eileiter. Ätiologisch werden anatomische Veränderungen der Tubenschleimhaut, eine hormonelle Imbalance und eine gestörte Entwicklung des befruchteten Eies angenommen. Etwa 50 % der Eileiterschwangerschaften werden auf Schädigungen der Mukosa zurückgeführt. Diese Schäden sind durch rezidivierende Adnexitiden, Eileiteroperationen oder Aborte bedingt und führen zu Narbenbildungen der Tubenschleimhaut. Eine Erhöhung der Östrogenkonzentration, wie sie z.B. nach Ovulationsinduktion oder Überstimulation beobachtet wird, führt über eine Erhöhung des tubaren Muskeltonus zu einer längeren Verweildauer des befruchteten Eies im Eileiter. Diese Tatsache erklärt die erhöhte Rate von Tubargraviditäten. Inwieweit eine Störung der frühesten Embryonalentwicklung die Entstehung einer Eileiterschwangerschaft begünstigt, ist unklar. Obwohl es bei Tubargraviditäten seltener zur Ausbildung embryonaler Anteile kommt, findet sich im Vergleich zu intrauterinen Spontanaborten keine Zunahme chromosomaler Aberrationen.

Untersuchungen von Tatum und Schmidt zeigen, daß 4% der bei IUD-Trägerinnen eingetretenen Schwangerschaften im Eileiter lokalisiert sind.

Die Diagnostik der ektopen Schwangerschaft ist bis heute ein klinisches Dilemma. Im klinischen Alltag muß jede Schwangerschaft zunächst als Verdacht auf eine ektope Gravidität angesehen werden, bis die intrauterine Lokalisation gesichert ist. Sonographisch läßt sich der intrauterine Sitz der Schwangerschaft wahrscheinlich machen, wenn eine echoarme Struktur **im** hochaufgebauten Endometrium (Chorionhöhle) nachweisbar ist. Diese liegt exzentrisch im hoch aufgebauten Endometrium und ist von einem echodichten Saum, dem Chorion frondosum, umgeben. In diesem ist farbdopplersonographisch eine deutliche Hypervaskularisation zur Uteruswand nachweisbar. In der Chorionhöhle findet sich nach dem 34. Tag p.m. immer ein Dottersack (s. Abb. 54).

Sonographische Zeichen einer intrauterinen, orthotopen Implantation

1. Echoarme Struktur im hoch aufgebauten Endometrium (Nachweis der Chorionhöhle)
2. Nachweis des Dottersacks in der Chorionhöhle
3. Echodichter Saum um die Chorionhöhle herum

Bezüglich der Farbdopplersonographie im I. Trimenon sind die unter Kap. 3 gemachten Anmerkungen zur gepulsten Dopplersonographie zu berücksichtigen.

Sonographische Charakterisitka einer Chorionhöhle

- exzentrische Lage im hoch aufgebauten Endometrium
- echoarme Struktur von hyperreflektierendem Randsaum umgeben
- Nachweis eines Dottersacks mit Embryonalpol und Herzaktion gilt als eindeutiger Beleg

Merke: Eine intrauterine Schwangerschaft sollte nur dann sicher diagnostiziert werden, wenn eine Chorionhöhle eindeutig als solche identifizierbar ist und ihre intrauterine Implantation nachweisbar ist.

Die Wahrscheinlichkeit einer gleichzeitig bestehenden intra- und extrauterinen Schwangerschaft wird mit 1:30000 angegeben.

Zur klinischen Entscheidungsfindung hat sich eine Kombination von sonographischer und biochemischer Diagnostik bewährt. Nach Literaturangaben kann man davon ausgehen, daß bei Serumwerten für ß-HCG von 2000 IE/l (2. Internationaler Standard) transvaginalsonographisch eine intrauterine Implantation entsprechend der obigen Kriterien nachgewiesen werden müßte. In diesem Zusammenhang muß jedoch darauf hingewiesen werden, daß intrauterine Schwangerschaften bereits bei ß-HCG-Werten unter 1000 IE/l sonographisch nachgewiesen worden sind. Für den klinischen Alltag sind jedoch diese extrem niedrigen Grenzwerte ungeeignet. Findet sich bei ß-HCG-Werten von mehr als 2000 IE/l keine intrauterine Chorionhöhle, so besteht der hochgradige Verdacht

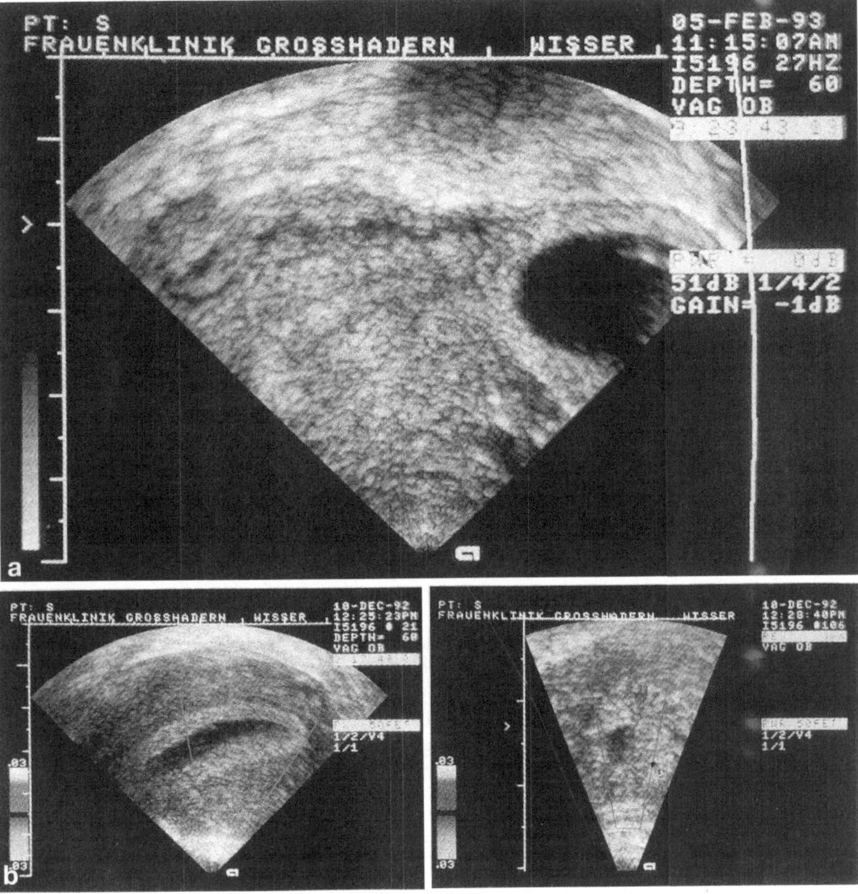

Abb. 55. a Frontalschnitt durch das kleine Becken zeigt den Uterus mit hoch aufgebautem Endometrium. Im linken Adnexbereich findet sich eine Chorionhöhle mit vitalem Embryo. b Links: Medianer Sagittalschnitt durch den Uterus mit hoch aufgebautem Endometrium und Flüssigkeitsansammlung im Cavum uteri (Pseudogestationssack). Rechts: Im rechten Adnexbereich stellt sich eine Chorionhöhle mit echodichtem Randsaum dar

auf eine extrauterine Implantation in allen jenen Fällen, in denen klinisch ein Abortus incompletus/completus ausgeschlossen werden kann. Damit verbleiben die Schwangerschaften mit einem ß-HCG kleiner als 2000 IE/l ein Problem. In diesen Fällen hilft die kurzfristige sonographische und laborchemische Kontrolle in etwa 3–4 Tagen weiter.

Sonographisches Hinweiszeichen einer Tubargravidität ist das hoch aufgebaute Endometrium ohne den Nachweis einer Chorionhöhle. Ferner finden sich häufig Flüssigkeit im Douglas-Raum, eine retrouterine Hämatozele sowie ein echodichter Adnextumor, der sich vom Ovar abgrenzen läßt (Abb. 55).

Sonographische Hinweiszeichen einer Extrauteringravidität

1. Leeres Cavum uteri mit hochaufgebautem Endometrium
2. Flüssigkeit im Douglas-Raum
3. Adnextumor neben dem Corpus luteum
Cave: Pseudogestationssack

Eine Extrauterinschwangerschaft kann nur dann mit Sicherheit diagnostiziert werden, wenn neben einem leeren Uteruscavum im Adnexbereich eine Chorionhöhle mit vitalem Embryo darstellbar ist. Eine derartige Befundkonstellation findet sich jedoch nur bei etwa 5% der Extrauteringraviditäten.

In einigen Fällen einer Extrauteringravidität kann ein Pseudogestationssack eine intrauterine Implantation vortäuschen. Dieser Pseudogestationssack ist eine Flüssigkeitsansammlung im Cavum uteri und ist somit zentral gelegen. Er kann einen Durchmesser von mehr als 10 mm aufweisen.

Häufig wird ein Corpus luteum als Extrauteringravidität fehlgedeutet. Ihm fehlt sowohl der echodichte Randsaum als auch der im echoarmen Zentralareal auffindbare Dottersack. Farbdopplersonographisch zeigt das Corpus luteum eine typische Hypervaskularisation im Randbereich mit maximalen Strömungsgeschwindigkeiten von 25 cm/s (Abb. 56).

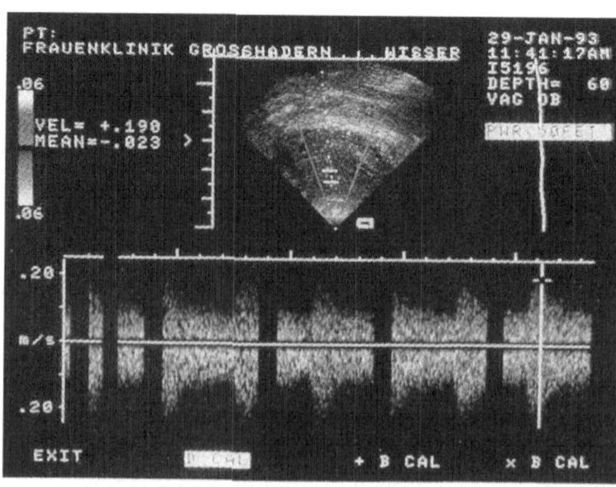

Abb. 56. Corpus luteum am Tag 64 p.m. Es fehlt der echodichte Randsaum. Die maximale Strömungsgeschwindigkeit im Randbereich des Corpus luteum beträgt 19 cm/s

8.2 Sonographische Diagnostik der extratubaren ektopen Gravidität

Während 95 % aller Extrauteringraviditäten im Eileiter lokalisiert sind, finden sich die restlichen 5 % der nichttubaren Extrauterinschwangerschaften an den unterschiedlichsten Implantationsorten. Die Bedeutung dieser Erkrankungen liegt in ihrem hohen Mortalitätsrisiko. So gehen 20 % der Mortalität der Extrauteringravidität auf Kosten der extratubaren Extrauterinschwangerschaft. Diese Relation von Inzidenz und Mortalitätsrate bringt die Schwierigkeiten der frühzeitigen Diagnostik dieser Erkrankungen zum Ausdruck. Unter den nichttubaren Extrauterinschwangerschaften finden sich mit einer Häufigkeit von 2 % Abdominalschwangerschaften und in 1,4 % Ovarialgraviditäten. Die Inzidenz von Zervikalschwangerschaften wird mit etwa 1 %, die der intraligamentären Schwangerschaft mit 0,1 % angegeben.

Die sonographischen Hinweiszeichen einer abdominellen und ovariellen Schwangerschaft unterscheiden sich nicht von derjenigen der tubaren Extrauterinschwangerschaft. Es findet sich immer ein hoch aufgebautes Endometrium ohne intrauterin implantierte Chorionhöhle. Auf die Abgrenzung des Pseudogestationssacks von der intrauterinen Chorionhöhle wurde unter 8.1 eingegangen. Fakultativ lassen sich ein Tumor im Adnexbereich und eine Flüssigkeitsansammlung im Douglas-Raum nachweisen.

Bei **Ovarialschwangerschaften** kann die Chorionhöhle mit dem echodichten Randsaum im Ovar zur Darstellung kommen, während bei der Abdominalschwangerschaft, die an jeder Stelle des Bauchraumes implantiert sein kann, der Nachweis der Chorionhöhle nur in den seltensten Fällen gelingt. Die Diagnose einer **Abdominalschwangerschaft** muß immer dann in die Differentialdiagnostik mit einbezogen werden, wenn bei der klinisch völlig asymptomatischen Patientin bei sonographisch leerem Cavum und unauffälligem Adnexbereich der ß-HCG-Anstieg mit adäquater Verdoppelungszeit erfolgt.

Ebenfalls große diagnostische Probleme bieten die sehr seltenen Zervikal- und interstitiellen Schwangerschaften. Hierbei handelt es sich um intrauterin ektope Schwangerschaften, die leicht mit einer orthotop lokalisierten intrauterinen Schwangerschaft verwechselt werden können.

Bei der **Zervikalschwangerschaft** finden sich die Chorionhöhle mit dem Embryo komplett im Zervikalkanal, wobei der innere Muttermund geschlossen, der äußere Muttermund partiell geöffnet und das Cavum uteri mit hoch aufgebauter Dezidua ausgefüllt ist.

Klinische Zeichen einer Zervikalschwangerschaft

1. Partiell eröffneter äußerer Muttermund
2. Weiche, aufgetriebene Zervix, die größer sein kann als das Corpus uteri (Sanduhruterus)
3. Uterine Blutung nach sekundärer Amenorrhoe ohne Schmerzen und positiver Schwangerschaftstest.

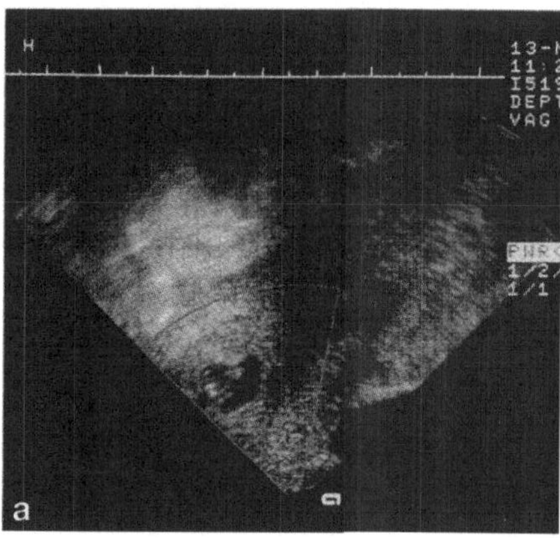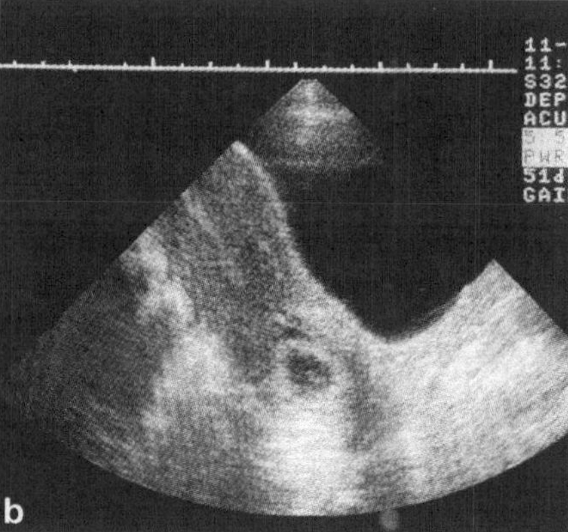

Abb. 57 a, b. Zervikalschwangerschaft am Tag 59 p.m. In der Chorionhöhle ist ein vitaler Embryo nachweisbar, das Cavum uteri ist leer. **a** Vaginalsonographisches Bild, **b** abdominalsonographisches Bild

Häufig geht der Zervikalschwangerschaft eine Kürettage voraus. Daneben findet sich diese Form der ektopen Schwangerschaft nach Erkrankungen, die das Endometrium schädigen, wie z.B. im Zustand nach Endomyometritis, Asherman-Syndrom oder nach vorangegangener IUD-Einlage.

Das führende klinische Symptom ist die schmerzlose vaginale Blutung bei partiell eröffnetem äußeren Muttermund und aufgetriebener Zervix. Diese klinischen Zeichen führen häufig zur Fehldiagnose eines abortus incipiens oder abortus incompletus.

Die Zervikalschwangerschaft wird häufig mit einer regelrecht intrauterinen Implantation verwechselt, da die Chorionhöhle allseitig von echoarmer Struktur, dem zervikalen Muskelmantel umgeben ist. Nur die systematische Untersuchung, die im medianen Sagittalschnitt sowohl die Zervix als auch das Corpus uteri zur Darstellung bringt, führt zu dieser seltenen Diagnose. Besonders Ultraschallsonden mit Abstrahlwinkeln von weniger als 100 ° zwingen zu einem exakten Abfahren der gesamten Uteruslänge durch Kippen des Schallkopfes (Abb. 57).

Sonographische Hinweise einer Zervikalschwangerschaft

- Cavum uteri leer, Endometrium hoch aufgebaut
- intrazervikale Chorionhöhle mit vitalem Embryo
- farbdopplersonographisch Hypervaskularisation der Zervix

Die **interstitielle Schwangerschaft** ist eine sehr seltene Form der Eileiterschwangerschaft, die sich im intramuralen Anteil des Eileiters entwickelt. Dabei weist das Chorion keine Beziehung zum Cavum uteri auf.

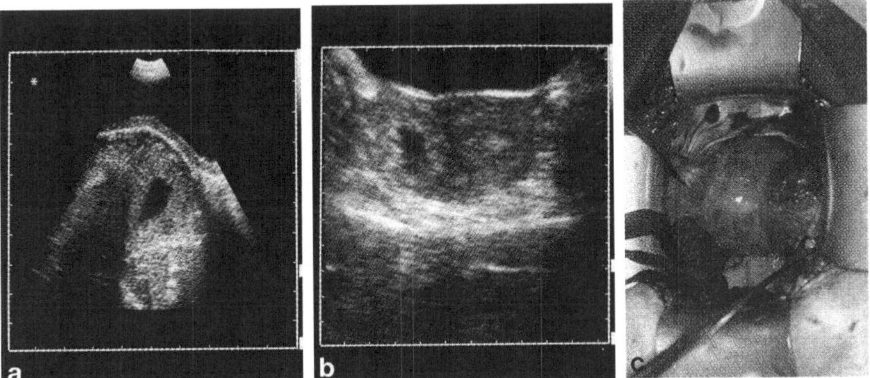

Abb. 58 a-c. Interstitielle Schwangerschaft an der rechten Funduskante. a Das vaginalso-nographisches Bild durch den rechten Adnexbereich zeigt eine Chorionhöhle ohne myo-metranen Mantel. b Die abdominale Sonographie zeigt ein leeres Cavum uteri mit einer Chorionhöhle intramural rechts. c Intraoperativer Situs. Blick auf den Uterus. An der rechten Funduskante zeigt sich eine vor der Ruptur stehende interstitielle Schwanger-schaft

Sonographische Hinweise für das Vorliegen einer interstitiellen Schwanger-schaft sind, neben dem leeren Uteruscavum, eine Chorionhöhle im Tubenwin-kel, die das Myometrium der Funduskante durchsetzt. Die sonographische Dar-stellung erfolgt am besten im Querschnitt, wobei sich die Implantationsstelle außerhalb des Cavums deutlich zeigt. Im medianen Sagittalschnitt ist die Dia-gnose deutlich erschwert und nur durch ein extremes Ausdünnen des myome-tranen Mantels gekennzeichnet (Krone et al. 1989; Abb. 58).

9 Die gestörte intrauterine Implantation

Eine Störung der frühen Embryonalentwicklung bzw. der Implantation manifestiert sich klinisch mit dem Symptom der Blutung in der Frühgravidität oder einer auffälligen Größenentwicklung der Gebärmutter. Klinisch läßt sich der Abortus imminens vom Abortus incipiens und dem Abortus incompletus/completus abgrenzen.

Hinweise für die Diagnose einer verhaltenen Fehlgeburt oder einer Blasenmole ergeben sich, wenn eine Diskrepanz zwischen Amenorrhoedauer und der Uterusgröße besteht. Die Diagnose kann im ersten Fall durch Ultraschall sicher gestellt werden, während im letzteren Fall die Kombination von Ultraschall- und ß-HCG-Werten im Serum zur Diagnose führt.

9.1 Sonographische Zeichen des Abortus imminens

Von einer drohenden Fehlgeburt (Abortus imminens) spricht man, wenn in der Embryonalperiode Blutungen aus dem Zervikalkanal auftreten, ohne daß klinisch Veränderungen an Muttermund und Zervix nachweisbar sind.

Der für die Diagnose entscheidende Befund ist der sonographische Nachweis einer vitalen intrauterinen Gravidität. Dabei ist der innere Muttermund geschlossen und die Zervix erhalten. In der Mehrzahl der Fälle läßt sich über dem inneren Muttermund ein perichoriales Hämatom unterschiedlicher Größe ausmachen (Abb. 59).

Als Differentialdiagnose kommen neben den fortgeschritteneren Stadien der Fehlgeburt die Blutung aus einer Ektopie oder einer intrazervikalen Neoplasie in Frage, zumal in den Fällen, in denen sonographisch kein Hämatom nachweisbar ist.

Sonographische Zeichen des Abortus imminens

- vitaler Embryo
- erhaltene Zervix, geschlossener innerer Muttermund
- fakultativ: perichoriales Hämatom

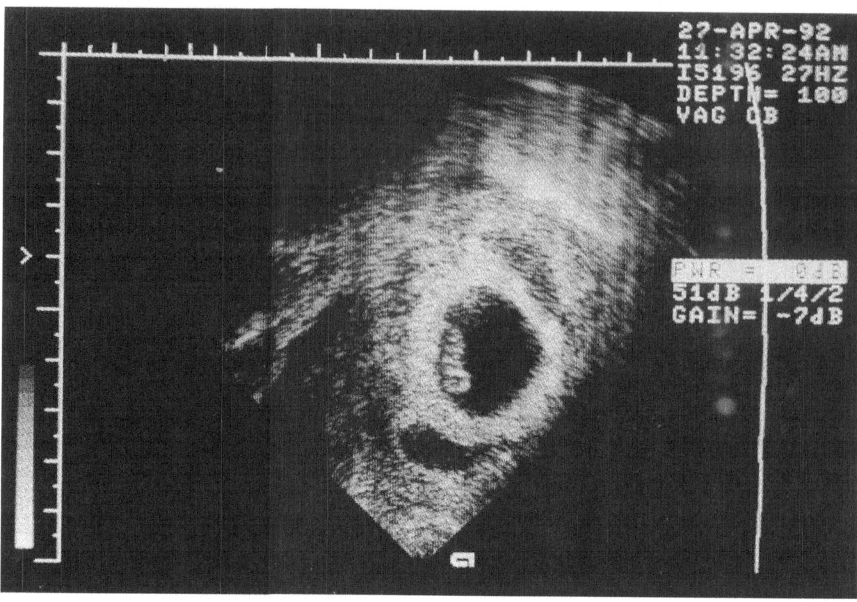

Abb. 59. Abortus imminens. Intrauterine Implantation an der Uterushinterwand und ausgeprägtes perichoriales Hämatom

9.2 Sonographische Zeichen des Abortus incipiens

Von einer in Gang befindlichen Fehlgeburt (Abortus incipiens) spricht man dann, wenn neben dem klinischen Symptom der Blutung in der Embryonalperiode noch Schmerzen, die auf eine beginnende Erweiterung und Verkürzung des Zervikalkanals hindeuten, vorliegen.

Sonographisches Zeichen ist die häufig bereits deformierte, entrundete Chorionhöhle, in der eine Embryonalanlage sichtbar ist. Diese weist entweder eine in Bezug auf die größte embryonale Länge normale oder eine erniedrigte Herzfrequenz auf. Ferner ist sonographisch ein perichoriales Hämatom unterschiedlichen Ausmaßes und eine Verkürzung der Zervix mit Eröffnung des inneren Muttermundes feststellbar. Fakultativ findet sich eine Verlagerung der Chorionhöhle vor den inneren Muttermund (Abb. 60).

Sonographische Zeichen des Abortus incipiens

- Deformierte Chorionhöhle
- Embryo mit Bradykardie oder normofrequent
- perichoriales Hämatom unterschiedlicher Größe
- Verkürzung der Zervix und Eröffnung des inneren Muttermundes
- fakultativ: Dislokation der Chorionhöhle an den inneren Muttermund

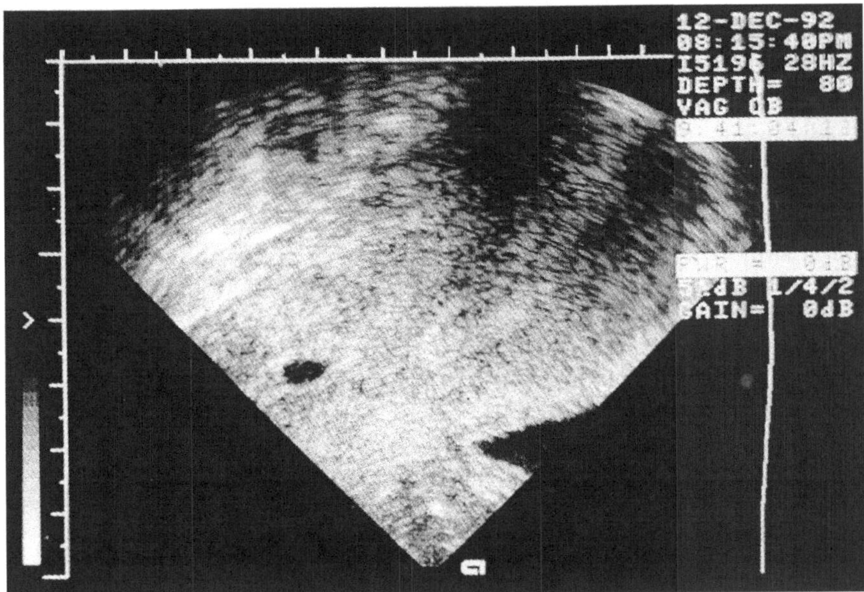

Abb. 60. Abortus incipiens. An den inneren Muttermund dislozierte Chorionhöhle

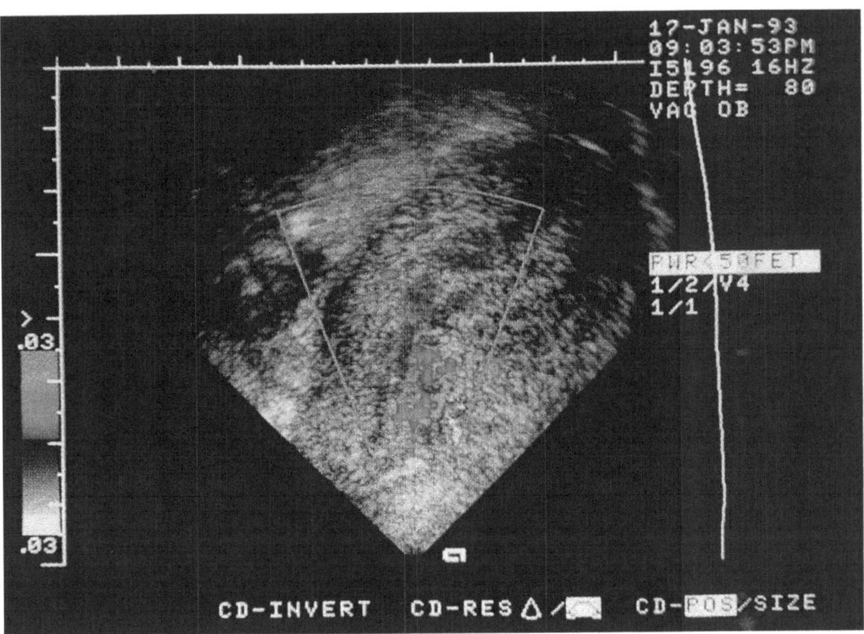

Abb. 61. Abortus completus. Das Cavum uteri ist leer. An der Uterusvorderwand zeigt sich noch das Implantationsgefäß *(gelb)*

9.3 Sonographische Zeichen des Abortus incompletus / completus

Beim inkompletten bzw. kompletten Abort werden Embryo und Plazenta teilweise bzw. vollständig aus der Gebärmutterhöhle ausgestoßen.

Das Ultraschallbild durch den Uterus zeigt beim inkompletten Abort echoreiche unregelmäßige Strukturen im Cavum uteri. Diese entsprechen den intrauterin verbliebenen Abortresten. Als Zeichen der stattgehabten Implantation lassen sich farbdopplersonographisch hypervaskularisierte Areale an der Grenzfläche zwischen Myometrium und Dezidiua darstellen. Der Abortus completus unterscheidet sich vom vorbeschriebenen Abortus incompletus lediglich durch den fehlenden Nachweis intrauteriner Schwangerschaftsreste (Abb. 61).

Sonographische Zeichen des Abortus incompletus

- keine intrauterine Chorionhöhle nachweisbar
- kein vitaler Embryo nachweisbar
- unregelmäßige echodichte Strukturen im Cavum uteri
- farbdopplersonographischer Hinweis auf Implantationsgefäße

9.4 Missed Abortion

Bei einer verhaltenen Fehlgeburt (Missed Abortion) findet sich in einer annähernd zeitentsprechend entwickelten Chorionhöhle ein nicht vitaler Embryo, der sowohl für die Schwangerschaftsdauer als auch für den Chorionhöhlendurchmesser zu klein ist. Bei der Stoßpalpation folgt der Embryo den Bewegungen passiv nach.

In der Literatur wird die Abortivfrucht von der Missed Abortion unterschieden. Dabei läßt sich keine Embryonalanlage nachweisen. Da mittels der hochauflösenden transvaginalen Sonographie häufig noch Relikte des Dottersacks nachweisbar sind, erhebt sich die Frage, inwieweit die Abortivfrucht eine eigene Entität darstellt. Hier wird die leere Chorionhöhle, in der im Verlauf von etwa vier Tagen kein Dottersack nachweisbar ist, als eine frühe Form der verhaltenen Fehlgeburt gesehen (Abb. 62).

Sonographische Zeichen bei Missed Abortion

- Embryo nicht vital
- Embryo zu klein für den Chorionhöhlendurchmesser und die Amenorrhoedauer
- passives Nachpendeln bei der Stoßpalpation

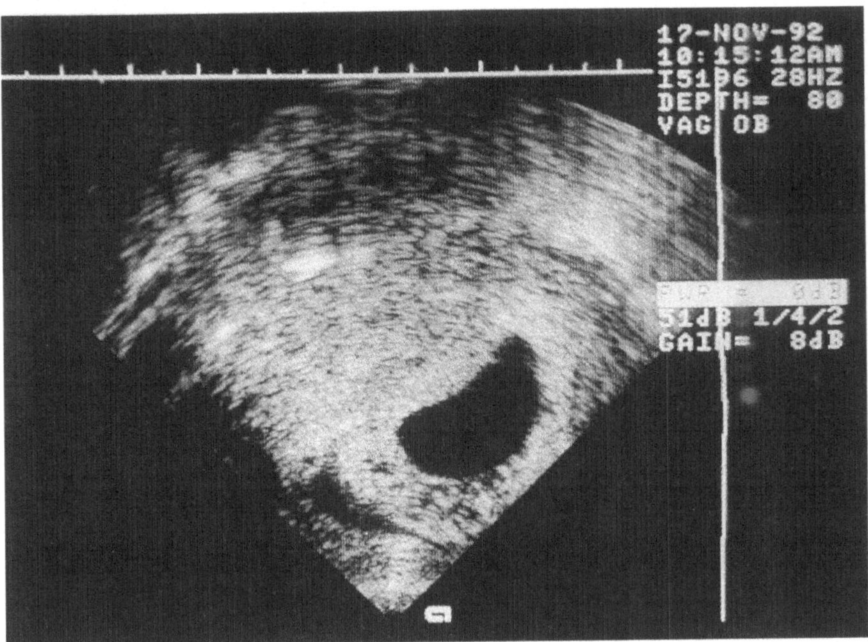

Abb. 62. Missed abortion. Im Cavum uteri befindet sich eine Chorionhöhle ohne embryonale Anteile

9.5 Abortivfrucht

Bei der Abortivfrucht liegt eine intrauterin implantierte Embryonalanlage vor, wobei es zwar zur Differenzierung des Throphoblasten, nicht aber des Embryoblasten gekommen ist.

Sonograophisch läßt sich im hoch aufgebauten Endometrium des Cavum uteri eine Chorionhöhle nachweisen, in der sich kein Dottersack entwickelt.

Mit zunehmender Detailauflösung der Ultraschallgeräte und wachsender Kenntnis der Embryonalentwicklung wird die Diagnose seltener gestellt, da immer kleinere Anteile des Embryoblasten darstellbar sind. Prävalenzzahlen für diese Form der gestörten Embryonalentwicklung liegen daher nicht vor. Das klinische Vorgehen bei der Abortivfrucht unterscheidet sich nicht von dem bei Missed Abortion.

9.6 Schwangerschaft unter IUD

Intrauterinpessare entfalten unter anderem einen nidationshemmenden Effekt als Teil ihres Wirkungsmechanismus. Die Sicherheit der IUD-Anwendung wird entsprechend der Parität der Patientin sowie der Dauer der Anwendung mit einem Pearl-Index von 0,3–2,8 angegeben. Kommt es unter IUD-Anwendung

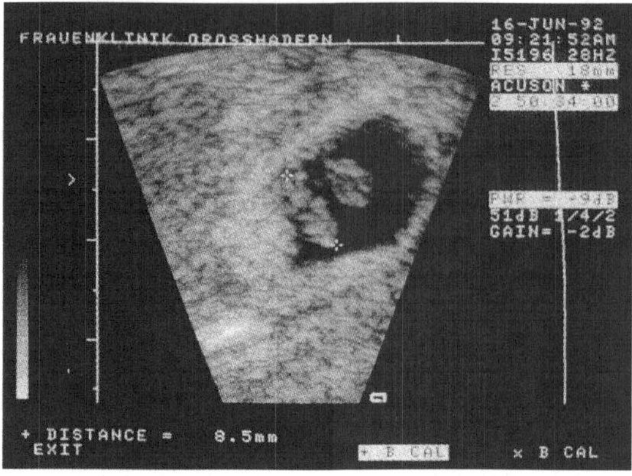

Abb. 63. Der mediane Sagittalschnitt durch das Cavum uteri zeigt eine intrauterine Chorionhöhle mit einem Embryo von 8,5 mm GL. Im Zervikalkanal am linken unteren Bildrand kommt der kraniale Anteil eines intrazervikal dislozierten IUD zur Darstellung. Dieses konnte ohne Gefährdung der Schwangerschaft entfernt werden

zur Konzeption und anschließender Implantation, so ist die Patientin entsprechend der wissenschaftlichen Erkenntnisse zu beraten.

Cates konnte 1977 zeigen, daß die Mortalität eines Spontanabortes bei liegendem IUD deutlich erhöht war. Jedoch standen 13 der 17 Todesfälle in Zusammenhang mit der Anwendung des Dalkon-Shields, das in Deutschland nicht im Handel ist. Ursache der mütterlichen Mortalität ist der septische Abort. Es ließ sich zeigen, daß die bakterielle Kontamination eines in der Schwangerschaft entfernten IUD geringer ist als bei Entfernung nach abgeschlossener Liegedauer. Aufgrund dieser Daten ist eine medizinische Indikation zum Schwangerschaftsabbruch nicht gegeben (Cates et al. 1977).

Die Anzahl der kindlichen Mißbildungen von unter Kupfer-IUDs ausgetragenen Schwangerschaften wird nach einer Sammelstatistik von 424 Schwangerschaftsverläufen mit 1,65 % angegeben und damit nicht erhöht. Die Frühgeburtenrate in diesem Kollektiv wurde mit 4,5 % angegeben. Demzufolge kann eine kindliche Indikation zur Abruptio bei Schwangerschaften unter IUD nicht belegt werden.

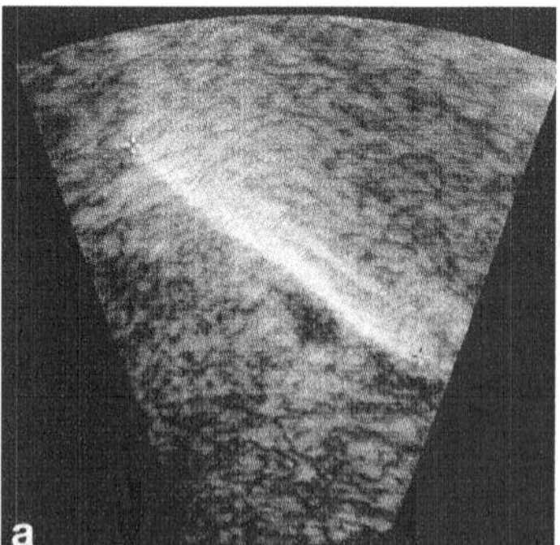
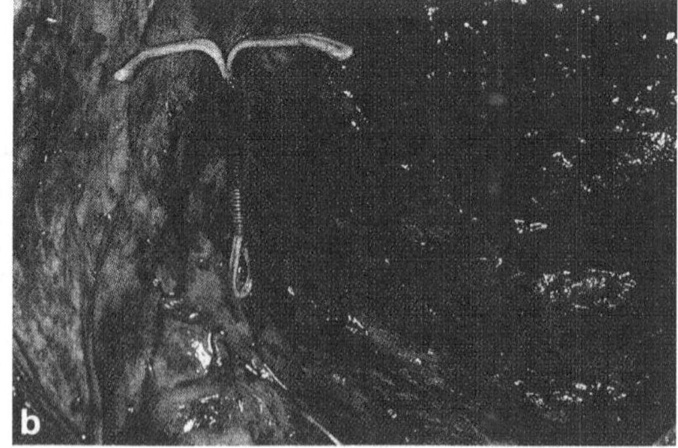

Abb. 64. a Der mediane Sagittalschnitt durch das Cavum uteri bringt ein korrekt plaziertes IUD zur Darstellung. Daneben hat sich der Embryo mit seiner Chorionhöhle implantiert. **b** Nach unauffälligem Schwangerschaftsverlauf und Spontangeburt fand sich das IUD am Plazentarand

Das klinische Vorgehen bei unter IUD-Anwendung eingetretener Gravidität orientiert sich an den für Mutter und Kind in dieser Situation bestehenden Risiken. Um diese einschätzen zu können, ist zunächst der Implantationsort sonographisch festzulegen und eine Extrauterinschwangerschaft auszuschließen, da in 3–4% diese Komplikation beschrieben ist. Bei intrauteriner Lokalisation der Gravidität muß die Lage des IUDs in Bezug auf die Schwangerschaft festgelegt werden. Bei intrazervikalem Sitz ist eine Entfernung des IUDs ohne mechanisches Trauma für die Fruchthöhle möglich (Abb. 63). Findet sich dagegen die Spirale im Fundusbereich, so kann die Schwangerschaft nach entsprechender Aufklärung fortgesetzt werden (Abb. 64). Extraktionsversuche okkulter IUDs mit den unterschiedlichsten Verfahren haben in 35,2% zu Aborten geführt. Nach einem in utero verbliebenen IUD wird post partum gefahndet.

Vorgehen bei Schwangerschaft unter Spirale

1. Sonographische Lokalisation der Schwangerschaft
2. Sonographische Lokalisation des IUD in Bezug auf die Schwangerschaft
3. Schwangerschaftskonfliktberatung
4. Extraktion entsprechend der Lokalisation
5. Schwangerenvorsorge

10 Die pathologische Embryonalentwicklung

10.1 Erkrankungen des Trophoblasten

Die Ausbildung eines funktionsfähigen Trophoblasten ist eine wesentliche Voraussetzung für die weitere Embryogenese. Demzufolge sind Trophoblasterkrankungen meist mit einer auffälligen oder völlig fehlenden Embryonalentwicklung assoziiert. Pathomorphologisch unterscheidet man die Blasenmole vom Chorionkarzinom.

Dabei ist die Blasenmole, die komplett oder partiell ausgebildet sein kann, charakterisiert durch eine hydropische Degeneration und Auftreibung des villösen Stromas, einem Fehlen von Blutgefäßen in den aufgetriebenen Villi und einer Proliferation des trophoblastischen Epithels unterschiedlichster Ausprägung. Bei der partiellen Mole findet sich meist noch eine Chorionhöhle mit einer Embryonalanlage.

Das Chorionkarzinom ist die aggressivste Form der Trophoblasterkrankung und wird auch als Karzinom des Chorionepithels bezeichnet. Dabei penetriert der Throphoblast die uterine Muskulatur und mütterlichen Blutgefäße, wobei ein villöses Differenzierungsmuster im Gegensatz zur Blasenmole fehlt.

Sonographisch findet sich bei der Blasenmole eine ausgeprägte Wucherung und Verdickung des Trophoblasten, der wegen der kleinen Flüssigkeitseinschlüsse hyperreflektiv zur Darstellung kommt (Abb. 65). In unterschiedlicher Ausprägung sind in diesen Strukturen echoarme Areale eingeschlossen. Der Trophoblast ist jedoch glatt gegenüber dem Myometrium abgegrenzt. Demgegenüber findet man beim Chorionkarzinom das Myometrium von Tropho-

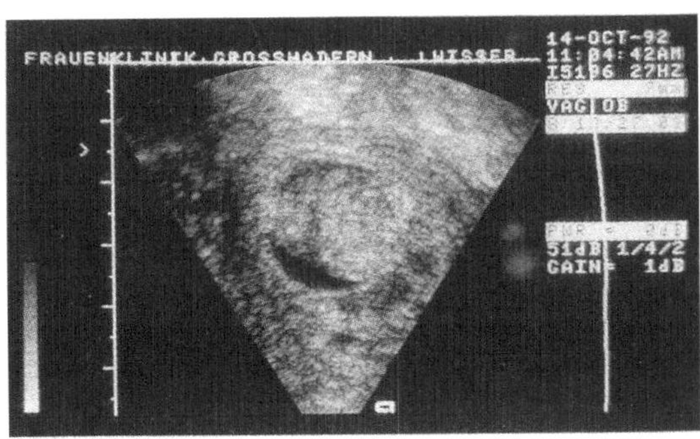

Abb. 65. Der Frontalschnitt durch das Cavum uteri läßt eine intrauterine Chorionhöhle mit auffällig wabiger Plazenta ohne vitalem Embryo erkennen. Die Histologie ergab eine molige Degeneration

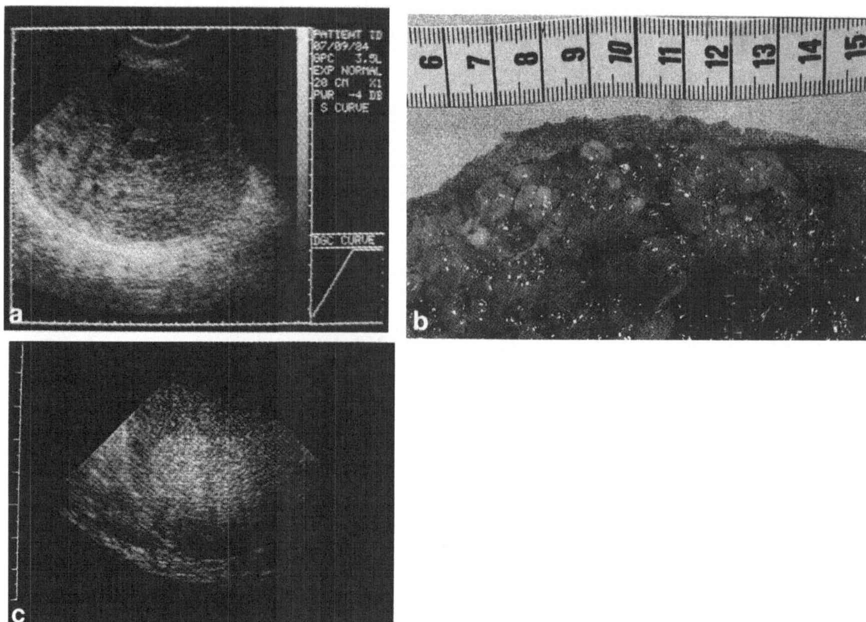

Abb. 66. **a** Der abdominalsonographische Horizontalschnitt durch den deutlich vergrö-
ßerten Uterus nach 14 Wochen Amenorrhoe zeigt das Cavum uteri ausgefüllt von einer
kleinbasigen Struktur. Der myometrane Mantel ist deutlich reduziert. **b** Makropathologi-
sches Präparat. **c** Der mediane Sagittalschnitt durch das Cavum uteri bringt eine echodichte Raumforderung, die sich ins Myometrium hinein entwickelt, zur Darstellung. Die
Histologie ergab ein Chorionkarzinom

blast durchsetzt (Abb. 66). Da fortgeschrittene Blasenmolen das Cavum uteri
sehr stark auftreiben können, so daß das Myometrium kaum mehr abgegrenzt
werden kann, ist eine sonographische Differenzierung zwischen Blasenmole
und Chorionkarzinom nicht möglich.

10.2 Bedeutung der Verdickung der embryonalen Nackenfalte

An einem Kollektiv von 209 Patientinnen, die überwiegend aus Altersindikation
zur Amniozentese anstanden, erfolgte zwischen dem 63. und 84. postmenstruellen Tag eine transvaginalsonographische Untersuchung des Embryos zur Terminfestlegung. Dabei wurde die Dicke der Nackenfalte bestimmt (Abb. 67). Aufgrund von Literaturangaben wurde eine Nackenfaltendicke von mehr als 3 mm
als pathologisch gewertet (Nicolaides et al. 1992, van Zalen-Sprock et al. 1992).
Alle diese Embryonen wurden zwischen der 14. und 17. SSW durch Amniozentese zytogenetisch untersucht. Der Vergleich der beiden Tests ergab folgendes
Ergebnis:

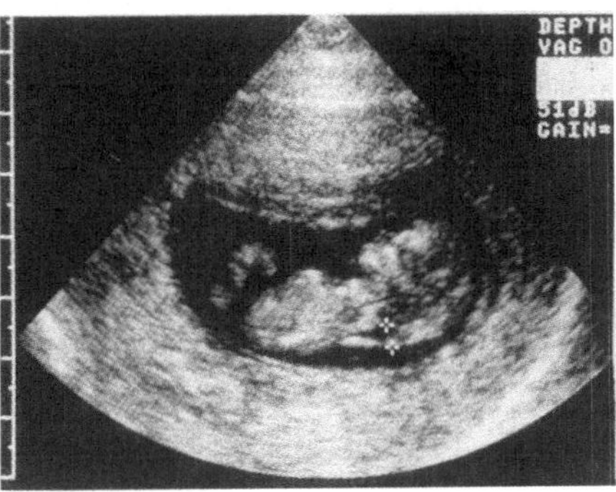 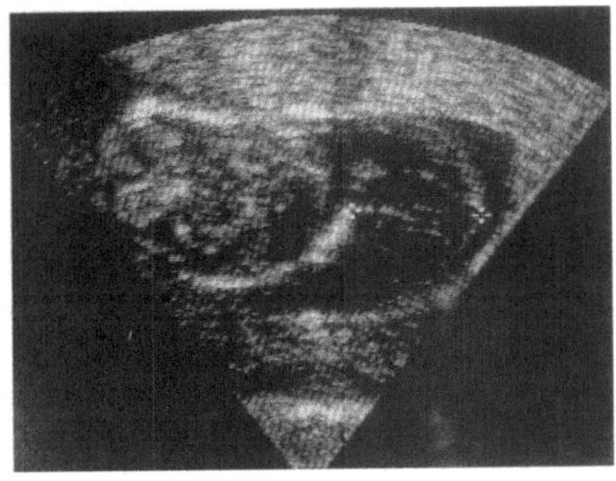

Abb. 67. a Embryo am 76. Tag p.m. mit einer 3,9 mm messenden Nackenfalte. Die zytogenetische Untersuchung ergab eine Trisomie 21. **b** Embryo am Tag 86 p.m. mit einem 12 mm messenden Hygroma colli. Die Fibroblastenkultur ergab ein Turner-Syndrom

201mal wurde ein normaler Chromosomensatz und in 8 Fällen ein pathologischer zytogenetischer Befund diagnostiziert. Unter den pathologischen Befunden waren 4 Feten mit Trisomie 21, 2 Feten mit Monosomie XO, ein Klinefelter-Syndrom und ein Embryo mit Trisomie 22. Im Gesamtkollektiv lag die Häufigkeit chromosomaler Aberrationen bei 3,8 %. Feten mit einer auffälligen Nackenfalte hatten eine Wahrscheinlichkeit von 50 % für eine Chromosomenstörung. Demgegenüber wiesen Feten ohne Verdickung der Nackenfalte nur in 1,5 % der Fälle eine Chromosomenstörung auf. Die Sensitivität des sonographischen Tests, also seine Fähigkeit, Kranke als krank zu erkennen, ist zu 62,5 % bestimmt worden. Die Spezifität des sonographischen Tests, also seine Fähigkeit, Gesunde als gesund zu erkennen, lag bei 97,5 %. Bei einer Prävalenz von 3,8 % wurden ein positiver Vorhersagewert von 50,0 % und ein negativer Vorhersagewert von 98,5 % berechnet. Die Inzidenz einer verdickten Nackenfalte im untersuchten Kollektiv wurde mit 4,8 % bestimmt.

Tabelle 7. Sonographischer Nachweis einer embryonalen Nackenfalte (NF > 3mm) als Hnweis für eine chromosomale Aberration (1.1.1989–30.6.1992)

	Chromosomen auffällig	Chromosomen unauffällig	
NF positiv	5	5	10
NF negativ	3	196	199
	8	201	209

Sensitivität	5/ 8	=	62,5 %
Spezifität	196/201	=	97,5 %
positiver Vorhersagewert	5/ 10	=	50,0 %
negativer Vorhersagewert	196/199	=	98,5 %
Prävalenz	8/209	=	3,8 %
Inzidenz (NF)	10/209	=	4,8 %

Die von uns durchgeführte prospektive Untersuchung der embryonalen Körperform mit Messung der embryonalen Nackenfalte konnte aufzeigen, daß dieses Symptom häufig mit chromosomalen Erkrankungen assoziiert ist. Die Hälfte der Embryonen mit verdickter Nackenfalte wiesen eine chromosomale Erkrankung auf. Demgegenüber ist bei Embryonen ohne verdickte Nackenfalte die Wahrscheinlichkeit einer Chromosomenstörung nur 1,5%. In dem hier untersuchten Kollektiv wiesen 3,8% der Embryonen eine Chromosomenaberration auf. Diese hohe Rate ist durch die Auswahl des Risikokollektivs bedingt. Damit reduziert das Fehlen einer embryonalen Nackenfalte das Risiko für eine Chromosomenstörung um den Faktor 2,5, während der positive Nachweis einer embryonalen Nackenfalte das Risiko einer Chromosomenstörung um den Faktor 13 erhöht.

Die hier an einem Risikokollektiv erhobenen Befunde sind mit den von Nicolaides und Van Zalen publizierten Ergebnissen vergleichbar (Nicolaides et al. 1992; van Zalen-Sprock et al. 1992). Inwieweit ein Screening aller Embryonen auch in unselektierten Kollektiven zwischen dem 63. und 84. postmenstruellen Tag diese Befunde bestätigen, bleibt groß angelegten prospektiven Studien vorbehalten. Aufgrund unserer Befunde und der publizierten Daten halten wir jedoch eine genetische Abklärung bei Embryonen mit verdickter Nackenfalte für indiziert. Andererseits raten wir im Risikokollektiv der Altersindikation aufgrund fehlender Nackenfalte nicht von einer genetischen Untersuchung ab, sondern lassen diesen Befund in unserer Beratung bislang unberücksichtigt.

10.3 Embryonale Erkrankungen des Zentralnervensystems

Fehlbildungen des Zentralnervensystems gehören zu den häufigsten angeborenen Erkrankungen bei Spontanaborten und bei Neugeborenen. Sie können eingeteilt werden in Verschlußstörungen des Neuralrohres, die entweder rostral (Anenzephalus) oder kaudal (Meningomyelozele) lokalisiert sind, und in Entwicklungsstörungen des Gehirns.

Die embryonale Entwicklung des Zentralnervensystems beginnt mit der Ausbildung des Neuralrohres aus der Neuralplatte. Dieses bildet sich rostral des Primitivstreifens im Stadium 8 aus. Die lateralen Neuralwülste verschließen sich in Höhe des 3. und 4. Somitenpaares dem späteren Rhombenzephalon zum Neuralrohr. Von dort aus schreitet die Fusionszone nach rostral und kaudal fort. Dadurch kommt es im Stadium 11, etwa am 29.Tag p.c., zum Verschluß des rostralen Neuroporus. Im Stadium 12, zwischen dem 29.–32.Tag p.c., verschließt sich der kaudale Neuroporus. Danach erfolgt vom Stadium 13 an ein Längenwachstum des Zentralnervensystems mit Kanalisation des Neuralrohres und Regression im kaudalen Anteil. Im rostralen Anteil entwickeln sich das Prosenzephalon zum Telenzephalon und Dienzephalon, das Mesenzephalon und das Rhombenzephalon zum Metenzephalon und Myelenzephalon.

10.3.1 Anenzephalus

Der Anenzephalus ist die schwerste Form der rostralen Neuralrohrverschlußstörung mit partiellem Fehlen des Gehirns und der darüberliegenden Schädel-
kalotte. Es fehlen meist große Anteile des Prosenzephalons, des Mesenzepha-
lons und die rostralen Anteile des Rhombenzephalons.

Die Inzidenz des Anenzephalus variiert regional sehr stark und schwankt
zwischen 0,9 und 6,3 auf 1000 Lebendgeburten.

Die Pathogenese des Anenzephalus verläuft in drei Phasen. Zuerst kommt es
durch die Verschlußstörung des rostralen Neuroporus zu einer Enzephaloschisis
bzw. Myeloschisis. Das unter dem Verschlußdefekt liegende Nervengewebe entwickelt sich zu einem sich in die Amnionhöhle vorwölbenden Gehirn (Exenzepha-
lie). Danach degenerieren die der Amnionflüssigkeit exponierten Gehirnanteile.

Sonographisches Kennzeichen der rostralen Neuralrohrverschlußstörung
im I. Trimenon sind die auffällige Schädelumrißkontur mit fehlendem Nachweis
der Anlage des Os frontale im medianen Sagittalschnitt von der 10. Woche p.m.
an. Im Frontalschnitt imponiert ebenfalls eine unregelmäßige Umrißkontur des
Schädels sowie ein Defekt der symmetrischen Gehirnentwicklung. Am sich
bewegenden Embryo kann die in der Amnionhöhle flottierende Gehirnanlage
beobachtet werden (Abb. 68).

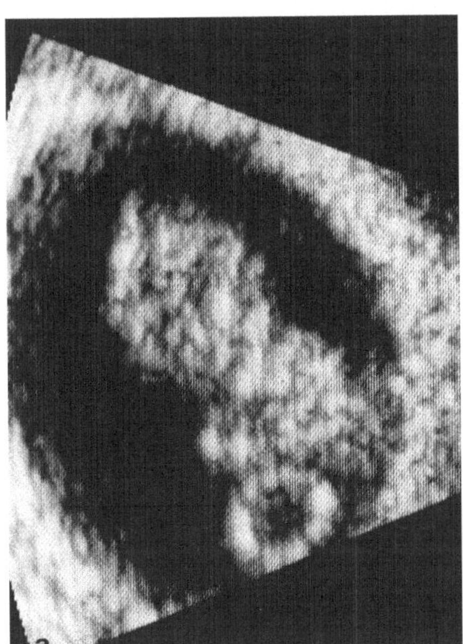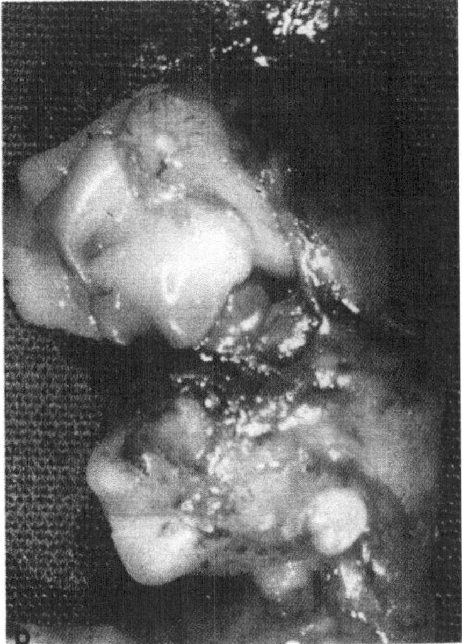

Abb. 68. a Das Ultraschallbild durch den kranialen Pol des Embryos am 58. Tag p.m.
zeigt eine unregelmäßige Begrenzung. Eine Teilung des Telenzephalons ist nicht auszumachen. **b** Makropathologischer Befund nach spontanem Abort

Ist der Defekt mit einer Störung des kranialen Wirbelbogenverschlußes assoziiert, spricht man von Kraniorhachischisis oder Inienzephalus.

10.3.2 Spinale Neuralrohrverschlußstörungen

Spinale Neuralrohrverschlußstörungen entstehen durch eine Störung der Neurulation und/oder einen Defekt der knöchernen Umhüllung des Neuralrohres.

Vier verschiedene Typen des Neuralrohrdefektes sind zu unterscheiden.

Bei der **Myeloschisis** bleibt die Neuralrinne meistens in der thorakolumbalen Region offen. Diese seltene aber schwerwiegende Form der Neuralrohrverschlußstörung führt meist zur Paralyse. Der Defekt entsteht in der 5. Embryonalwoche.

Die **Meningomyelozele** ist dadurch gekennzeichnet, daß Nervengewebe und die Meningen außerhalb des Wirbelkanals nachweisbar sind. Am häufigsten ist der Defekt lumbal lokalisiert. Die Inzidenz der häufigsten Verschlußstörung des kaudalen Neuroporus wird mit 1:1000 bis 5:1000 Lebendgeburten angegeben.

Bei der **Meningozele** ist das Neuralrohr in situ, kann jedoch Abnormitäten aufweisen. Die Erkrankung betrifft vorwiegend Arachnoidea und Dura, kann aberrante Nervenwurzeln bedingen und ist verursacht durch eine fehlerhafte mesenchymale Entwicklung während der primären Neurulation (Abb. 69).

Die **Spina bifida occulta** ist durch eine Lücke in einem oder mehreren Wirbelbogen gekennzeichnet, wobei Neuralrohr und Meningen im Wirbelkanal lokalisiert bleiben. Die Erkrankung ist ein Entwicklungsfehler des Wirbelbo-

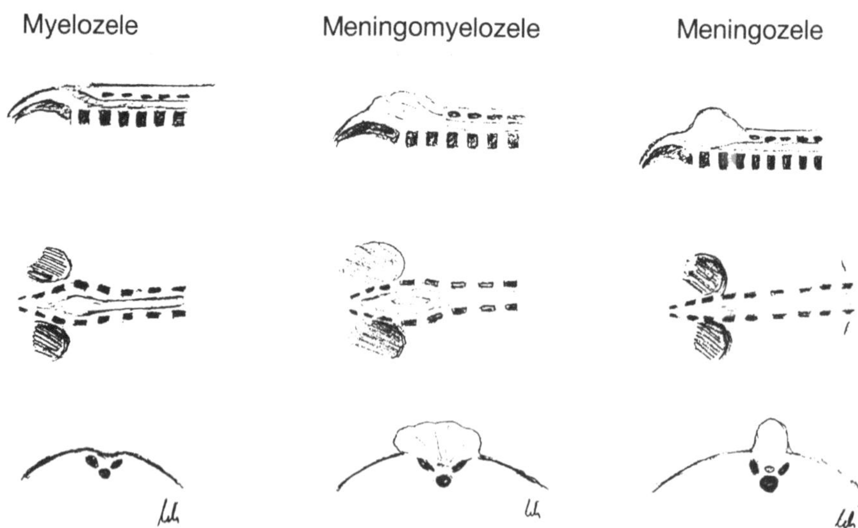

Abb. 69. Verschiedene Formen der kaudalen Neuralrohrverschlußstörung. Sowohl abdominalsonographisch als auch mittels der Vaginalsonographie läßt sich die Diagnose nur durch die Untersuchung in mehreren Schnittebenen stellen

gens, der sich zwischen dem Stadium 15 und der frühen Fetalperiode ereignet. Die Erkrankung kann mit Anomalien des Neuralrohres und der Cauda equina einhergehen.

10.3.3 Entwicklungsstörungen des Gehirns

Erkrankungen des embryonalen Gehirns können eingeteilt werden in Anlagestörungen und in Differenzierungsstörungen des Gehirns.

Nur die Anlagestörungen des Gehirns, die große morphologische Defekte hervorrufen, sind sonographisch in der Embryonalperiode nachweisbar. Zu diesen gehören die Entwicklungsstörungen des Prosenzephalons, die zur Holoprosenzephalie mit Gesichtsfehlbildung führen. Störungen im Stadium 8 können so zur Zyklopie führen. Eine pathologische Entwicklung im Stadium 11 kann die Arrhinenzephalie und im Stadium 13 die Holoprosenzephalie bedingen (Müller u. O'Rahilly 1989).

Die morphologischen Auffälligkeiten des Gesichtsschädels sind bis auf die Zyklopie, die am Ende der Embryonalperiode erkennbar sein kann, sonomorphologisch nicht eindeutig zu erkennen. Lippen-Kiefer-Gaumen-Spalten lassen sich mit den heute verfügbaren Abbildungsverfahren nicht darstellen. Störungen der prosenzephalen Entwicklung sind entsprechend der Meilensteine der Embryogenese theoretisch ab dem 54. Tag p.m. zu erkennen. Dabei ist die Holoprosenzephalie mit einer telenzephalen Anlagestörung die schwerste dieser Erkrankungen. In der Embryonalperiode ist sie sonomorphologisch am besten im Frontalschnitt als eine Flüssigkeitsansammlung in den vorderen Gehirnabschnitten darstellbar. Kenntnisse in der Sonomorphologie der Zerebralentwicklung verhindern eine Verwechslung mit dem Rhombenzephalon, das in der 9. Woche p.m. noch die Form der dorsalen Gehirnabschnitte dominiert. Die vaginalsonographische Diagnostik einer Holoprosenzephalie mit Zyklopie und Proboscis ist in der 11. Woche p.m. beschrieben (Nelson u. King 1992).

10.4 Diagnostik embryonaler Bauchwanddefekte

Zu den Bauchwanddefekten gehören die Omphalozele, die Gastroschisis, die Kloakenfehlbildung und die Haftstielanomalien. Die vordere Bauchwand entsteht durch eine Fusion der vier ektomesodermalen Falten (rostral, kaudal und beidseits lateral).

Die Ausbildung der vorderen Bauchwand beginnt mit der Abfaltung des Embryos vom Dottersack im Stadium 12. Dabei bildet sich der Haftstiel aus, in dem die Nabelschnurgefäße, der Ductus omphaloentericus, die Allantois und der physiologische Nabelschnurbruch enthalten sind. Als physiologischen Nabelbruch bezeichnet man eine Herniation von Darmschlingen in den Ansatz der Nabelschnur, die zwischen der 8. und 11. SSW p.m. physiologischerweise auftritt (Timor-Tritsch et al. 1989; Abb. 70). In der 12. SSW p.m. konnte bei normaler Entwicklung dieser Befund nicht mehr nachgewiesen werden.

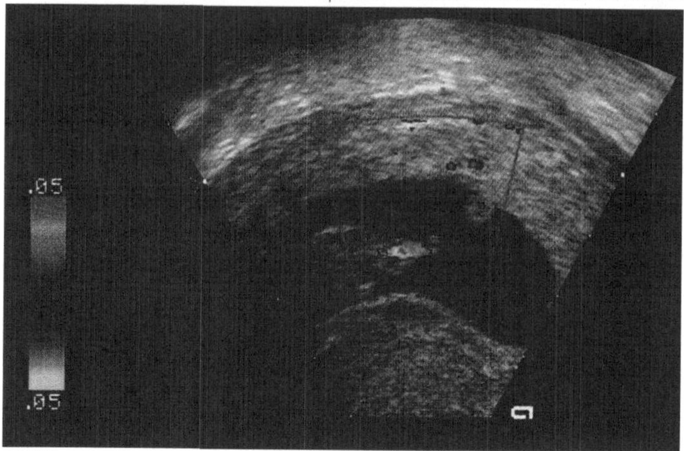

Abb. 70. Der Horizontalschnitt durch das embryonale Abdomen am Tag 60 p.m. in Höhe des Nabels zeigt den physiologischen Nabelbruch neben den farbdopplersonographisch erkennbaren Nabelgefäßen

Demzufolge können Bauchwanddefekte frühestens am Ende des I. Trimenons diagnostiziert werden. Der häufigste Bauchwanddefekt, die Omphalozele ist eine häutige Aussackung der Bauchwand unter Einbeziehung des Nabelschnuransatzes. Häufig finden sich Anteile der fetalen Leber im Bruchsack. Derart große Defekte sind am Ende des I. Trimenons vaginalsonographisch zu diagnostizieren und erfordern zur Prognoseeinschätzung eine genetische Abklärung (Abb. 71).

Berichte über eine im I. Trimenon diagnostizierte Gastroschisis sind uns nicht bekannt, obwohl die theoretische Möglichkeit zu deren frühzeitigem Erkennen gegeben ist.

Bei der Kloakenfehlbildung ist die Harnblase, die üblicherweise ab der 12. Woche p.m. im kleinen Becken nachweisbar ist, mit in den Defekt einbezogen und fehlt an typischer Stelle. Eine extreme Verkürzung der Nabelschnur deutet auf eine Haftstielanomalie hin.

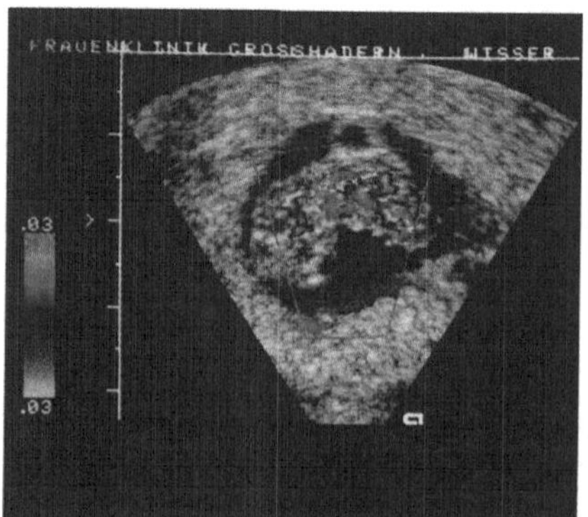

Abb. 71. Medianer Sagittalschnitt durch einen Embryo am Tag 59 p.m. mit einem großen Bauchwanddefekt, in den die Leber einbezogen ist

10.5 Embryonale Erkrankungen der inneren Organe

In der Embryonalphase ist eine Organdiagnostik, wie sie im Rahmen der Ultraschalluntersuchung im II. Trimenon durchgeführt wird, noch nicht möglich. Daher wird hier auf eine systematische Beschreibung der embryonalen Organpathologie verzichtet zugunsten einer kursorischen, für die klinische Praxis relevanten Darstellung.

Zu den in der Embryonalphase diagnostizierbaren Erkrankungen der inneren Organe zählen Erkrankungen des embryonalen Urogenitaltrakts und des Herzen (Chervenak et al. 1993).

Die **embryonalen Nieren** und die **embryonale Harnblase** sind von der 10. SSW an mittels transvaginaler Sonographie nachweisbar. Der sonographische Nachweis einer embryonalen Harnblase als flüssigkeitsgefüllte Struktur im kleinen Becken ist ein indirekter Hinweis auf die embryonale Nierenfunktion.

In der Literatur ist die Diagnostik der ektopen Nierenanlage, der multizystisch-dysplastischen Nierenanlage und der Dilatation des embryonalen harnableitenden Systems von der 12. SSW an beschrieben (Timor-Tritsch 1991). Dabei ist in den meisten Fällen die Fruchtwassermenge noch normal.

Klinisch bedeutsam ist die Diagnostik der embryonalen Megavesica. Zur Beurteilung der Prognose ist in diesen Fällen eine zytogenetische Untersuchung indiziert, die über eine Chorionzottenbiopsie oder die Punktion der embryonalen Blase erwirkt werden kann. Letzteres Vorgehen ermöglicht eine Elektrolytbestimmung des embryonalen Urins und stellt eine Behandlung der funktionellen Blasenhalsstenose dar (s. 10.9). Findet sich die Megavesica als Symptom einer numerischen Chromosomenaberration wie beispielsweise einer Trisomie 18, so bestimmt diese die Prognose. Weitere Interventionen mit nicht vorhersehbarem Ausgang sind ärztlicherseits nicht vertretbar.

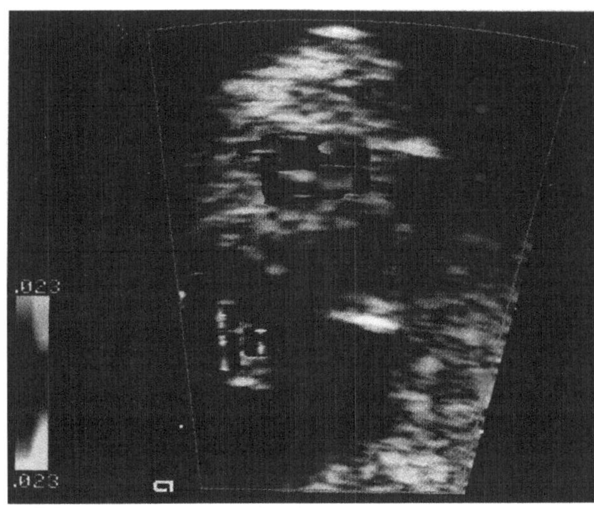

Abb. 72. Farbdopplersonographische Darstellung des „Vierkammerblicks" in der 12+0 SSW p.m.

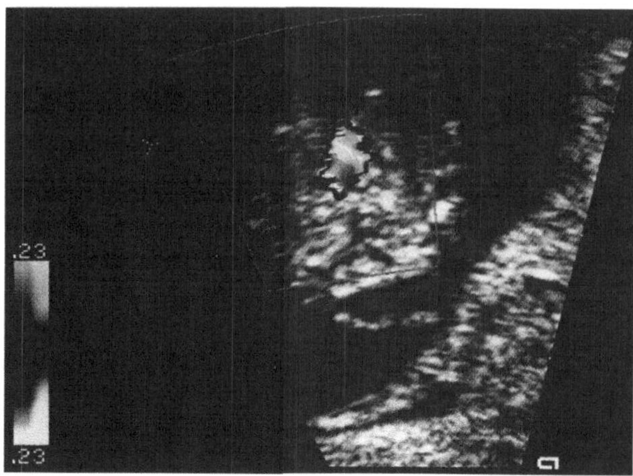

Abb. 73. Embryo in der 11+5 SSW p.m. mit Nakkenödem und farbdopplersonographisch nachweisbarem single ventricle. Die Karyotypisierung ergab eine Trisomie 21

Die transvaginalsonographische Diagnostik **embryonaler Herzfehler** gehört nicht zu den Routineverfahren der Schwangerenvorsorge im ersten Schwangerschaftdrittel. Mittels hochauflösender transvaginalsonographischer Sonden ist in Einzelfällen unter optimalen Bedingungen eine Darstellung des Vierkammerblicks von der 11. SSW an möglich (Timor-Tritsch 1991; Abb. 72).

Bereits im I. Trimenon sind schwere Herzfehler wie beispielsweise der Single Ventricle, der komplette AV-Kanal und die Dextrokardie diagnostiziert worden (Gembruch 1993; Abb. 73). Obwohl die echokardiographische Untersuchung im zweiten Schwangerschaftsdrittel eine höhere diagnostische Sicherheit bietet, kann an entsprechend ausgestatteten Zentren für Hochrisikopatienten eine Diagnostik in der Embryonalperiode angeboten werden.

Zu den Hochrisikopatienten gehören Schwangere, in deren Familie ein oder mehrere Verwandte ersten Grades an einem Herzfehler erkrankt sind, und solche mit einem bereits vor der Schwangerschaft bestehenden Diabetes mellitus. Daneben sind embryonale Anomalien wie das Nackenödem, die Omphalozele und persistierende Arrhythmien häufig mit Strukturdefekten des Herzens assoziiert.

In diesen Fällen kann die Untersuchung im ersten Schwangerschaftsdrittel zur Beruhigung der Eltern beitragen oder bei auffälligem Befund frühzeitig die Weichen für eine weitere zytogenetische Abklärung stellen.

10.6 Embryonale Herzfrequenz als Prognosekriterium für die Vitalität der Schwangerschaft

In der frühen Phase der embryonalen Entwicklung, bis zu einer GL von 10 mm, wurden 122 Messungen der EHF an datierten Embryonen durchgeführt. Bei 27 Embryonen mit niedrigen EHF in Bezug auf die GL erfolgten wöchentliche Ultraschalluntersuchungen. Spätestens nach 14 Tagen waren alle 27 Embryonen

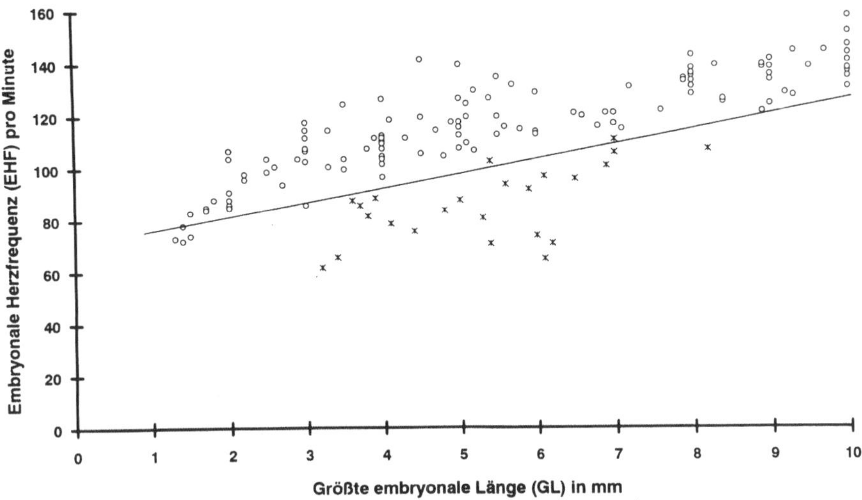

Abb. 74. EHF in Abhängigkeit von der GL. Die Abbildung ist ein Ausschnitt von Abb. 39 und zeigt die Diskriminationslinie EHF = 70,26 + 5,7 GL, welche zwischen den Embryonen des Normalkollektivs *(o)* und jenen, die als verhaltene Fehlgeburten enden *(+)* optimal diskriminiert

abgestorben. Abb. 74 zeigt die EHF in Abhängigkeit von der GL bei diesen 149 Embryonen.

Mit einer linearen Diskriminanzanalyse unter Berücksichtigung der Variablen EHF und GL konnten die beiden Kollektive nahezu komplett getrennt werden. 117 datierte Embryonen, die entsprechend der Einschlußkriterien eine normale Embryonalentwicklung aufwiesen, wurden korrekt als unauffällig, und 5 Embryonen mit einer GL kleiner als 3 mm wurden fälschlicherweise als auffällig klassifiziert. Nur zwei der 27 Embryonen, die als Fehlgeburt endigten, wurden fälschlicherweise als normal gruppiert. Beide Messungen lagen nahe an der kalkulierten Diskriminationslinie, für die folgende Beziehung gilt: EHF = 70,26 + 5,7 GL.

Für den analysierten Meßbereich zwischen 1 und 10 mm GL konnten aufgrund der Diskriminationslinie 142 von 149 Embryonen (95,3 %) korrekt klassifiziert werden.

Die Trennung des Kollektivs entsprechend der kalkulierten Trennlinie weist für den Meßbereich eine Sensitivität von 25/27 (92,6 %) bei einer Spezifität von 117/122 (95,9 %) auf. Der positive Vorhersagewert für die Vitalitätsbeurteilung wurde zu 25/30 (83,3 %) und der negative Vorhersagewert zu 117/119 (98,3 %) bestimmt. Embryonen mit einer GL ≥ 3 mm, deren EHF unterhalb der errechneten Trennlinie liegen, sterben alle ab. Hinweise über den prädiktiven Wert der EHF für den Ausgang der Schwangerschaft finden sich in der Literatur als Einzelbeobachtungen. Alle Publikationen beziehen die Messung der EHF auf das anamnestische Schwangerschaftsalter, das selbst bei regelmäßigen Zyklusverhältnissen große Schwankungsbreiten aufweist. Nur ein Fall ist bislang beschrieben, in dem ein Embryo in der 7. SSW eine EHF von 48 Schläge/min aufwies und überlebte (Merchiers et al. 1991). Die in dieser Arbeit gewählte Methode der Bestimmung der EHF durch Auszählen weist die unter 7.6 beschriebenen Probleme auf. Derart niedrige Herzfrequenzen sind in unserem Kollektiv überlebender Embryonen nie beobachtet worden.

Da die beiden Parameter EHF und GL voneinander abhängig sind, wurde zusätzlich eine Diskrimination der beiden Kollektive über die Methode der maximal selektierten Chi-Quadrate berechnet. Für eine EHF von 96 ergab sich eine mit einer Irrtumswahrscheinlichkeit von $p < 0{,}0000001$ signifikante Trennung der beiden Kollektive.

10.7 Pathologie der Mehrlingsschwangerschaft

Um die Risiken für eine pathologische Entwicklung bei Mehrlingsschwangerschaften beurteilen zu können, bedarf es der Festlegung der Zygotie und der Chorionizität. Ersteres ist jedoch sonographisch nicht mit Sicherheit möglich, während die transvaginalsonographische Ultraschalluntersuchung im I. Trimenon die Beurteilung der Chorionizität mit großer Sicherheit ermöglicht.

Zwillinge weisen gegenüber Einlingen eine deutlich höhere Prävalenz an Fehlbildungen auf. Dies ist vorwiegend auf die erhöhte Fehlbildungsrate monochorialer Zwillinge zurückzuführen. Demgegenüber ist bei dizygoten Zwillingen das Risiko einer Chromosomenaberration bei einem der Feten höher als für einen Einling aufgrund des Mutteralters zu erwarten (Rodis et al. 1990). Da die Zygotie sonographisch nicht eindeutig festzulegen ist, werden alle dichorialen Zwillinge mit einem erhöhten Risiko einer Chromosomenaberration gesehen,

Tabelle 8. Geschätztes Risiko für eine Chromosomenaberration bei lebendgeborenen Zwillingen (modifiziert nach Rodis JF et al., 1990)

Alter	Einling	einer oder beide	beide betroffen
29	1/417	1/232	1/2065
30	1/384	1/214	1/1900
31	1/384	1/214	1/1900
32	1/322	1/179	1/1590
33	1/317	1/176	1/1565
34	1/260	1/145	1/1280
35	1/204	1/114	1/1000
36	1/164	1/91	1/800
37	1/130	1/72	1/631
38	1/103	1/57	1/496
39	1/82	1/46	1/391
40	1/65	1/36	1/306
41	1/51	1/29	1/236
42	1/40	1/22	1/182
43	1/32	1/18	1/142
44	1/25	1/14	1/108
45	1/20	1/11	1/83

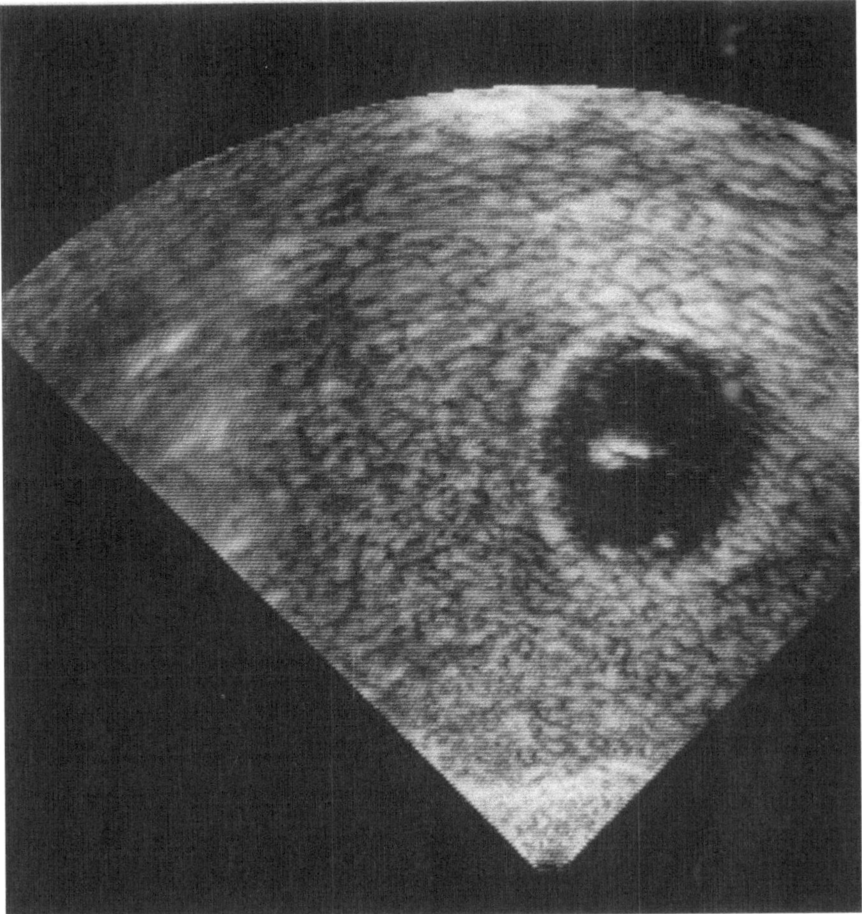

Abb. 75. Intrauterine Chorionhöhle am Tag 45 p.m. mit zwei Dottersäcken und einer fusionierten Embryonalplatte. Der Befund ist mit siamesischer Zwillingsbildung vereinbar. Die Schwangerschaft endigte als Spontanabort

obwohl ein Drittel der monozygoten Zwilling dichorial sind. Die Risikoschätzung für das Vorliegen einer Chromosomenaberration bei lebendgeborenen Zwillingen zeigt Tabelle 8.

Die Fehlbildungen während der Zwillingsschwangerschaft werden eingeteilt zum einen in die mehrlingsspezifischen (Siamesische Zwillinge, Akardius) und andererseits diejenigen Fehlbildungen, die auch bei Einlingen auftreten.

Bei Siamesischen Zwillingen bleibt die späte Teilung zwischen dem 13. und 15. Tag p.c. unvollständig. Die Inzidenz von derartigen Doppelfehlbildungen wird mit 1:100 000 Geburten oder 1:200 monozygote Zwillinge angegeben. Die häufigste Manifestation ist der Thorakoabdominopagus. Die Ausprägung und Lokalisation der Fusion sind äußerst variabel, aber für die Prognoseeinschätzung entscheidend (Abb. 75).

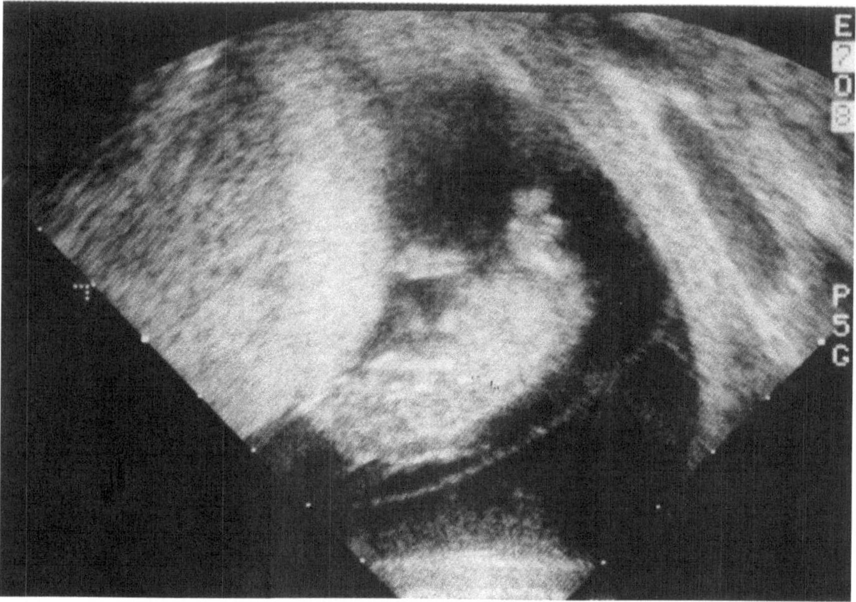

Abb. 76. Monochorial, diamniote Gemini am Tag 88 p.m. mit einem unauffälligen Zwilling (nicht im Bild). Die Amnionverhältnisse am rechten Bildrand dargestellt sind diagnostisch entscheidend. Der zweite Zwilling weist keine Kopfanlage auf. Akranius-Akardius-Fehlbildung

Der Akardius ist mit einer Inzidenz von 1:30000–35000 Geburten oder 1:100 monozygote Zwillinge häufiger. Die Fehlbildung ist auf monozygote Zwillinge beschränkt, wiewohl Fälle von Geschlechtsdiskordanz beschrieben sind. Eine befriedigende Erklärung hierfür liegt bislang nicht vor. Ätiologisch werden eine primäre Fehlbildung des Herzens oder einer Atrophie des regelrecht ausgebildeten Herzens infolge passiver Perfusion diskutiert. Da der Empfänger über die Umbilikalvene und die Iliakalarterie mit hypoxischem Blut perfundiert wird, kommt es vorwiegend in den kranialen Körperabschnitten und den Gliedmaßen zu einer Sauerstoffminderversorgung (Abb. 76).

Das fetofetale Transfusionssydrom wird überwiegend bei monochorialen Zwillingen beobachtet und fehlt bei dichorialen Mehrlingen. Bei Vorliegen arterioarterieller Gefäßverbindungen kann es sub partu zu erheblichen Blutvolumenschwankungen kommen (akutes Transfusionssyndrom).

Für die antepartale Betreuung von größerer Bedeutung ist das Vorliegen arteriovenöser Anastomosen, die meist intraplazentar verlaufen und für das chronische fetofetale Transfusionssyndrom verantwortlich sind. Hierbei kommt es meist zur Ausbildung eines Polyhydramnions beim Akzeptor, der auch eine Kardiomegalie aufweisen kann.

Fehlbildungen, die auch bei Einlingen vorkommen, jedoch bei Mehrlingen gehäuft beobachtet werden, sind der Neuralrohrdefekt, der Hydrozephalus, der angeborene Herzfehler, Skelettfehlbildungen und das Fehlen einer Nabelschnurarterie (Abb. 77).

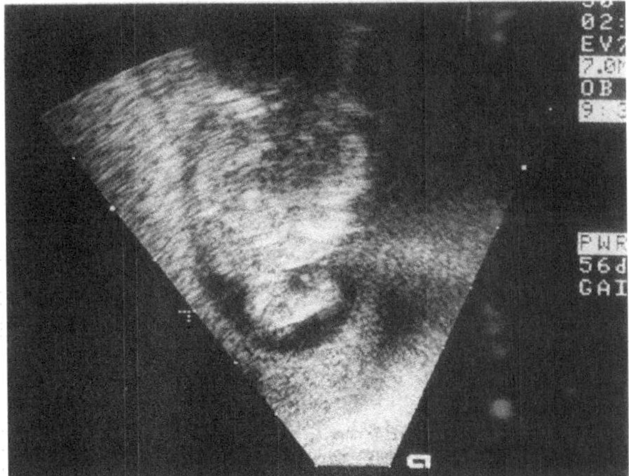

Abb. 77. Dichorial, diamniote Geminischwanger-
schaft am Tag 91 p.m. Ein
Kind zeigt eine schwere
Skelettdysplasie. Im Bild
dargestellt ist die Verkürzung von Ober- und
Unterarm sowie die Fehl-
stellung der Hand

10.8 Auffälligkeiten von Nabelschnur und Plazenta

Als Folge der Abfaltung des Embryos vom Dottersack im Stadium 12 und der
Ausbildung der Amnionhöhle bildet sich der Haftstiel aus. Dieser enthält die
umbilikalen Gefäße, die Allantois, den Ductus omphaloentericus mit den vitilli-
nen Gefäßen und den physiologischen Nabelbruch. Die Allantois ist eine
Abschnürung des Dottersacks, die mit der Teilung der Kloake ihre Verbindung
zum Enddarm verliert. Sie bleibt aber mit dem Sinus urogenitalis und später
der Harnblase über den intraembryonalen Urachus verbunden.

Zu den sonographisch diagnostizierbaren Auffälligkeiten der embryonalen
Nabelschnur zählen die Nabelschnurzysten und die auffällige Zahl der umbilikalen Gefäße (Abb. 78).

Mittels der transvaginalen Sonographie können zwischen der 8. und 12.
SSW p.m. an etwa 0,4 % der untersuchten Embryonen Nabelschnurzysten nachgewiesen werden (Skibo et al. 1992). Aufgrund der oben dargestellten embryonalen Entwicklungsvorgänge können diese Zysten von der Allantois, vom Ductus omphaloentericus oder von Einschlüssen der Amnionmembran ausgehen.
Die sonographische Differenzierung dieser Zystenformationen ist jedoch nicht
möglich und klinisch auch unerheblich. Die so nachweisbaren Nabelschnurzysten sind eindeutig extraembryonal lokalisiert und finden sich meist in der dem
Embryo zugewandten Hälfte der Nabelschnur. In der überwiegenden Mehrzahl
bilden sich diese Zysten im Verlauf des I. Trimenons wieder zurück. Bei Persi-
stenz der Zysten im II. Trimenon sollte eine genetische Abklärung erwogen werden und eine Detailsonographie etwa in der 20. SSW erfolgen, da derartige
Zysten im II. und III. Trimenon häufig mit Omphalozelen und Chromosomen-
aberrationen assoziiert sind.

Eine Nabelschnurzyste kann durch eine Aussackung der Nabelschnur vorge-
täuscht werden. Eine sichere Abklärung dieses Befundes gelingt nur durch den
Einsatz der Farbdopplersonographie (Abb. 79).

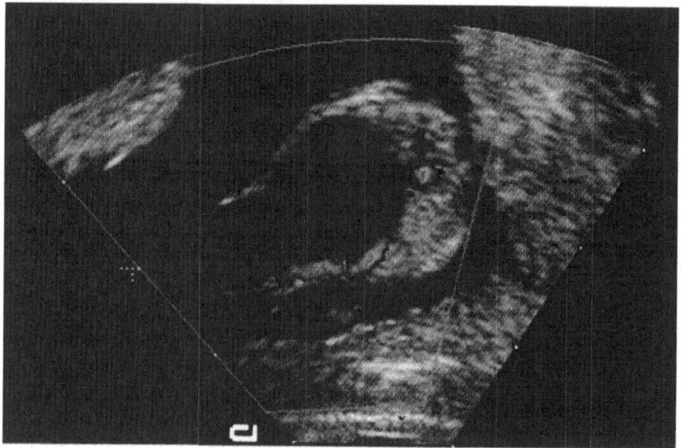

Abb. 78. Der Schrägschnitt durch das embryonale Abdomen am Tag 87 p.m. zeigt eine große zystische Raumforderung entlang derer nur eine Nabelschnurarterie darstellbar ist. Der Befund ist mit Kloakenfehlbildung vereinbar

Solide Raumforderungen der Nabelschnur können durch Teratome, Tumoren des Ductus omphaloentericus und durch mesenchymale Tumoren bedingt sein. Eine sonographische Diagnostik im Verlauf des I. Trimenons ist unseres Wissens bislang nicht beschrieben worden (Wagner et al. 1993).

Die Zahl der Nabelschnurgefäße kann mittels Farbdopplersonographie am Ende der Embryonalperiode festgestellt werden. Die Inzidenz einer singulären Nabelschnurarterie wird mit etwa 1 % bei Lebendgeburten angegeben. Das Symptom findet sich jedoch häufig mit Erkrankungen des fetalen Zentralnervensystems und des kardiovaskulären Systems assoziiert und wird mit einer Häufung perinataler Todesfälle in Zusammenhang gebracht.

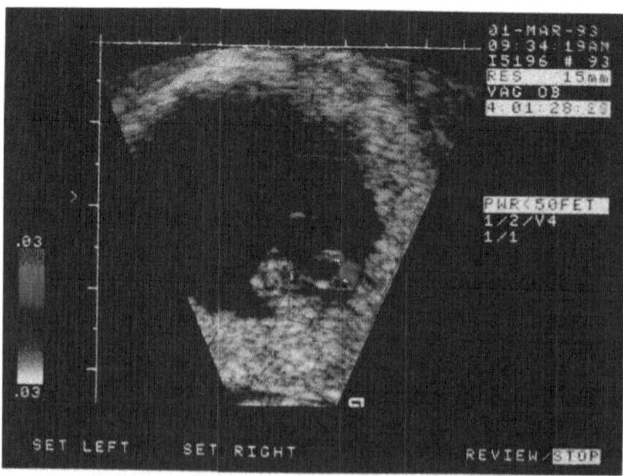

Abb. 79. Embryo am Tag 54 p.m. mit einer zystischen Struktur innerhalb der Amnionhöhle. Mittels Farbdopplersonographie läßt sich die Nabelschnur am Rand der Zyste nachweisen

10.9 Konsequenzen der Diagnostik embryonaler Pathologie

Voraussetzung für ein klinisches Handeln nach Diagnostik embryonaler Strukturauffälligkeiten ist eine sichere Diagnose. Studien zur diagnostischen Sicherheit embryonaler Erkrankungen liegen bislang nicht vor. Folgende Konsequenzen nach Diagnostik embryonaler Erkrankungen sind denkbar:

- Weitere Verlaufskontrolle des sonographischen Symptoms bzw. invasive Abklärung zum Ausschluß oder Nachweis einer genetischen Erkrankung
- In den Fällen einer nicht überlebensfähigen Erkrankung ist mit den Eltern die infauste Prognose des Ungeborenen zu besprechen und die Schwangerenbetreuung auf die Mutter hin zu zentrieren.
- Nur in extremen Ausnahmefällen sind bislang ärztliche Behandlungsmöglichkeiten gegeben.

Eine weitere Verlaufskontrolle des sonographischen Symptoms bzw. eine invasive Abklärung zum Ausschluß einer genetischen Ursache ist für das Symptom der verdickten Nackenfalte des Embryos nötig. Weitere Symptome, die ein derartiges Vorgehen rechtfertigen, sind die Nabelschnurzysten sowie Verschlußstörungen der vorderen Bauchwand und des kaudalen Neuroporus. Daneben gehören Abflachungen der embryonalen Wachstumskurve und Auffälligkeiten der EHF in diese Gruppe.

In der nächsten Gruppe sind schwerste Erkrankungen der Gehirnentwicklung zuzurechnen. Dazu zählen die Verschlußstörungen des rostralen Neuroporus und die schwersten Differenzierungsstörungen der telenzephalen Anlage wie die alobäre Form der Holoprosenzephalie. Der sichere Nachweis einer letalen embryonalen Erkrankung zwingt den Geburtshelfer dazu, die auf das Kind hin orientierte Schwangerenbetreuung zugunsten der Mutter aufzugeben. Voraussetzung hierfür ist, daß bei einer solchen Erkrankung die Diagnose im gleichen Maß gesichert ist, wie dies zur Feststellung des Hirntods gefordert wird (Wisser et al. 1987). Wenn Eltern nach Mitteilung der für ihr Kind infausten Prognose den Schwangerschaftsabbruch als Konfliktlösung erwägen, so kann dieser Lösungsversuch ärztlicherseits mitgetragen werden.

Über die Möglichkeiten einer Behandlung embryonaler Erkrankungen liegen bislang keine Mitteilungen vor. Nach Literaturangaben haben Feten mit einer Megavesica, welche vor der 20. SSW diagnostiziert wird, eine infauste Prognose (Romero et al. 1988; Cullen et al. 1990). Wir haben das von Harrison für Feten der zweiten Schwangerschaftshälfte etablierte Konzept der Behandlung der Megavesica auf die erste Schwangerschaftshälfte übertragen und die Erkrankung durch serielle Punktionen behandelt (Abb. 80, 81 und 82).

Da die postpartale Diagnostik keine Stenose der Harnröhre zeigte, gehen wir von einer durch die Überfüllung der Harnblase bedingten funktionellen Obstruktion der Harnröhre als Ursache der Megavesica aus. Wie die Kasuistik zeigt, scheint ein therapeutischer Versuch in diesen Fällen erfolgversprechend. Drei Jahre nach dieser ersten Beobachtung haben wir in der 16. Woche p.m. eine weitere Schwangerschaft betreut, die nach wiederholter Punktion der fetalen Harnblase am Beginn des II. Trimenons einen vergleichbaren Verlauf nahm.

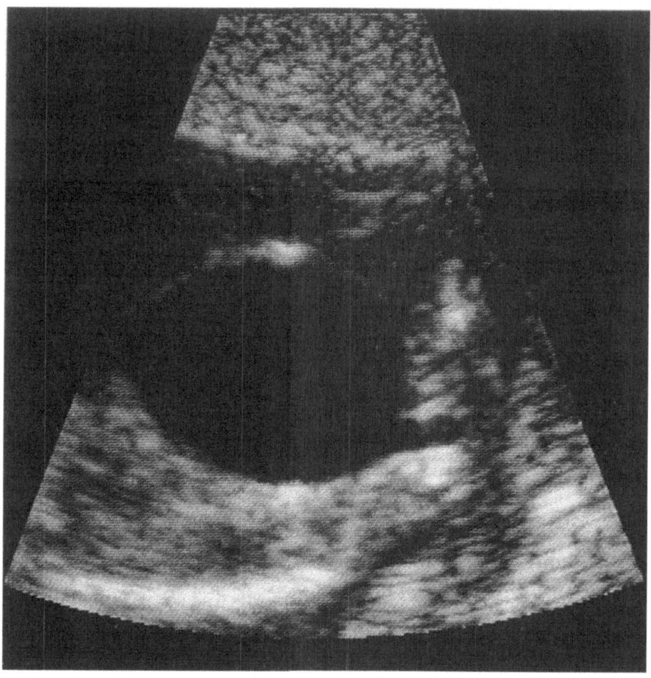

Abb. 80. Sonographischer Befund am 92. Tag p.m. Unmittelbar vor der Punktion weist die Megavesika einen Durchmesser von 25 mm auf

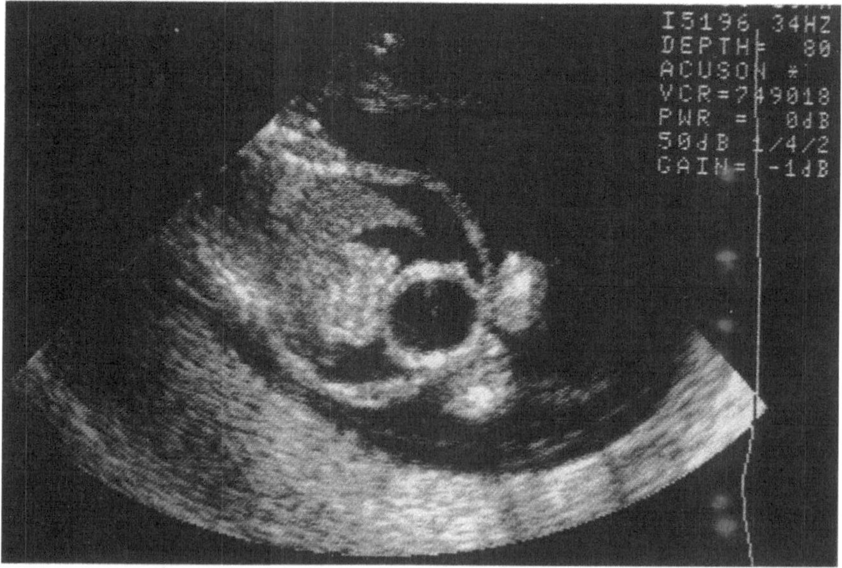

Abb. 81. Sonographischer Befund am Tag nach der Punktion. Intraabdominal findet sich Flüssigkeit, die Harnblasenwanderung ist verdickt

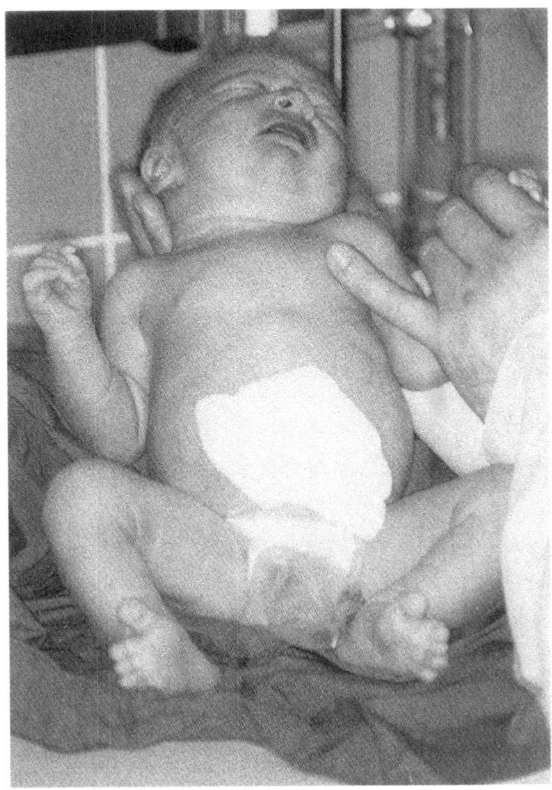

Abb. 82. Neugeborenes
unmittelbar nach der Geburt

11 Gesellschaftliche Bedeutung des Studiums der Humanembryologie in vivo

Die vergleichende Embryologie führte Ernst Haeckel in seiner „Natürlichen Schöpfungsgeschichte" von 1868 zu der Feststellung, daß das Studium der Ontogenie „die Frage von der Stellung des Menschen in der Natur und somit das höchste aller Probleme zu lösen vermag". Haeckel hebt in seiner Argumentation auf „die philosophische Bedeutung der Embryologie" ab, die seinen Befunden in Kenntnis der Darwinschen Evolutionstheorie zukommen würden. Die Verwobenheit von Philosophie und Embryologie läßt bei Haeckel Befund und Spekulation ineinander übergehen.

Rütimeyer hat in einer wissenschaftlichen Auseinandersetzung mit Haeckel bereits 1868 nachweisen können, daß die von Haeckel vorgelegten Skizzen keine Zeichnungen von wissenschaftlichen Befunden darstellen. Er bezeichnet das von Haeckel angewandte Verfahren, „wo ein und derselbe, überdies unrichtig interpretirte Holzschnitt dreimal nebeneinander und unter drei verschiedenen Titeln, als Embryo des Hundes, des Huhnes, der Schildkröte dem Leser vorgeführt wird, ... als Spieltreiben mit dem Publicum und mit der Wissenschaft." Haeckels Abbildungen zur menschlichen Embryologie waren am Ende des vergangenen Jahrhunderts überholt und sind von ihm in der 9. Auflage seiner „Natürlichen Schöpfungsgeschichte" (1898) nicht mehr publiziert worden. Seine Spekulation über die Ontogenese des Menschen als Rekapitulation der Phylogenese blieb jedoch ein Jahrhundert lang erhalten.

Die Embryologie dieses Jahrhunderts hat sich mit der wissenschaftlich exakten Beschreibung und Klassifizierung der menschlichen Embryonalentwicklung beschäftigt. Im umfassenden wissenschaftlichen Werk Streeters findet sich nur ein kurzer Kommentar zum sogenannten „Biogenetischen Grundgesetz", für das er aus seinen Befunden keinen wissenschaftlichen Beleg findet (Streeter 1945).

Im Verlauf dieses Jahrhunderts hat die Biologie wesentliche Fakten über die früheste Entwicklung des Menschen erarbeitet. Seit 1953 kennen wir die molekulare Struktur der Erbsubstanz (Watson u. Crick 1953), und seit 1959 sind wir in der Lage, die menschlichen Chromosomen als Träger derselben sichtbar zu machen (Lejeune 1959). Die morphologische Entwicklung des menschlichen Embryos ist an den großen Sammlungen humaner Embryonen bis ins Detail studiert und als spezifisch menschlich erkannt worden.

Gesellschaftliche Bedeutung gewannen die Ergebnisse der Humanembryologie und der Molekularbiologie u.a. auch für die Klärung der Frage nach dem Beginn menschlichen Lebens und die daraus resultierenden juristischen Konsequenzen. Die Diskussion über die gesellschaftliche Stellung ungeborenen menschlichen Lebens im Rahmen des Gesetzgebungsverfahrens zum 5. Strafrechtsreformgesetz 1974 in der Bundesrepublik Deutschland hat den Widerspruch zwischen den aktuellen Fakten der biologischen Wissenschaft und den vermeintlich auf Fakten basierenden philosophischen Spekulationen öffentlich gemacht.

Die gesellschaftspolitische Frage nach dem Beginn der Schutzwürdigkeit menschlichen Lebens war an den wissenschaftlichen Nachweis der Schwangerschaft geknüpft. Demzufolge hat der Gesetzgeber in den §§ 218 und 219 StGB aus dem Jahre 1976 den Beginn der Schutzwürdigkeit mit dem Abschluß der Einnistung in die Gebärmutter festgelegt. Nur 14 Jahre später, im Embryonenschutzgesetz vom 13.12.1990, sah sich der Gesetzgeber veranlaßt, bereits die befruchtete menschliche Eizelle unter den Rechtsschutz des Staates zu stellen.

Welche Umstände können diese offensichtliche Diskrepanz im gegenwärtig gültigen Gesetzeswerk der Bundesrepublik Deutschland erklären? Da der nicht nachweisbare Straftatbestand im Rechtsstaat immer unbestraft bleibt, hat man sich im Jahre 1976 aus pragmatischen Gründen auf den damals frühestmöglichen, allerdings nur indirekten Nachweis der Schwangerschaft durch den Schwangerschaftstest verständigt. Zwar wurde seit 1969 die Beobachtung der lebenden befruchteten menschlichen Eizelle im Reagenzglas erstmals beschrieben, doch wurde erst 1978 die glückliche Geburt eines Kindes nach Befruchtung in vitro mitgeteilt (Steptoe u. Edwards 1978). Die Möglichkeiten einer intensiven wissenschaftlichen Beschäftigung mit der befruchteten menschlichen Eizelle und etwaiger Eingriffsmöglichkeiten haben die Öffentlichkeit bewegt und den Gesetzgeber gezwungen Position zu beziehen, wie dies im Embryonenschutzgesetz zum Ausdruck kommt.

Eine ähnliche Sensibilisierung für den in der Gebärmutter wachsenden menschlichen Embryo könnte sich durch eine weitere fundierte wissenschaftliche Beschäftigung mit der Entwicklung des lebenden menschlichen Embryos ergeben.

Zwar hat die deskriptive Embryologie in wissenschaftlicher Akribie schon seit geraumer Zeit die morphologische Entwicklung des Embryos erarbeitet; jedoch konnte die Komplexität und die gesellschaftliche Bedeutung dieser Entwicklung bisher einer breiten Öffentlichkeit noch nicht vermittelt werden. Inzwischen läßt sich, beginnend mit dem Befruchtungsvorgang und den ersten Zellteilungen, nahezu die gesamte Embryonalentwicklung des lebenden Embryos sichtbar machen.

Heute werden Studien zur funktionellen Entwicklung des embryonalen Zentralnervensystems durch die Analyse des embryonalen Bewegungsverhaltens durchgeführt (eigene bislang unveröffentlichte Ergebnisse). Untersuchungen der EHF in Abhängigkeit von mütterlichen Stoffwechselparametern oder unter mütterlicher Medikamenteneinnahme sind möglich. Das Studium der Physiologie und Pathophysiologie des menschlichen Embryos läßt uns über die Morphologie hinaus im Embryo den Menschen erkennen.

Mit der Methode der transvaginalen Sonographie sind wir erstmals in der Lage, die Embryonalentwicklung eines jeden Menschen aufzuzeigen, ohne dabei seine Entwicklungsprozesse zu stören. Die Ultraschallembryologie kann die komplexe Embryonalentwicklung auf die einfacher nachvollziehbare Entwicklung der embryonalen Körperform reduzieren und erstmalig funktionelle Befunde erstellen, da der lebende – sich zum Feten und Neugeborenen entwickelnde – Embryo untersucht wird. Diese Dimension pränataler Diagnostik ist in den bislang vorliegenden Reflexionen zur Thematik (Wisser 1989) weitgehend unberücksichtigt geblieben.

Damit macht die Methode der transvaginalen Sonographie den Arzt und die Eltern zu Augenzeugen einer bislang in der Gebärmutter verborgenen individuellen Entwicklung des Menschen. Die „anderen Umstände" kündigen sich nicht mehr nur in der ausgebliebenen Periodenblutung, den diskreten subjektiven Schwangerschaftszeichen oder im Farbumschlag bei der Urinuntersuchung an, wobei es sich um einen indirekten Nachweis des Embryos handelt. Der Embryo selbst ist vielmehr frühzeitig real existent sichtbar. Der Arzt gewinnt Erkenntnisse über die Befindlichkeit des Embryos, die Eltern nehmen erstmals Blickkontakt mit dem Ungeborenen auf. Das Studium der Entwicklung des lebenden menschlichen Embryos führt vom Sehen zum Schauen. Es ist ein Nachdenken mit dem Auge, an dem wir alle teilhaben können.

Anhang 1

Bestimmung des Embryonalalters durch eine Einzelmessung der größten embryonalen Körperlänge (GL) aus 139 Einlingsschwangerschaften

Größte Körperlänge in mm	Geschätztes Alter in Tagen p.m.	95-%-Konfidenz-intervall in Tagen p.m.	95-%-Prognose-intervall in Tagen p.m.
1	38,2	35,0–41,4	32,7–43,6
2	39,9	37,8–42,1	35,0–44,8
3	41,5	39,9–43,1	36,8–46,2
4	43,0	41,6–44,4	38,4–47,6
5	44,4	43,1–45,7	39,9–49,0
6	45,8	44,5–47,0	41,2–50,3
7	47,1	45,8–48,4	42,5–51,7
8	48,4	47,1–49,6	43,8–52,9
9	49,6	48,3–50,9	45,0–54,2
10	50,8	49,5–52,1	46,2–55,4
11	52,0	50,7–53,2	47,4–56,5
12	53,1	51,8–54,4	48,5–57,6
13	54,2	53,0–55,4	49,6–58,8
14	55,3	54,1–56,5	50,7–59,8
15	56,3	55,1–57,5	51,8–60,9
16	57,4	56,2–58,6	52,8–61,9
17	58,4	57,2–59,5	53,9–62,9
18	59,4	58,2–60,5	54,8–63,9
19	60,3	59,2–61,5	55,8–64,9
20	61,3	60,2–62,4	56,8–65,8
21	62,2	61,1–63,4	57,7–66,7
22	63,1	62,0–64,3	58,6–67,7
23	64,0	62,9–65,2	59,5–68,6
24	64,9	63,7–66,1	60,4–69,4
25	65,8	64,6–67,0	61,2–70,3
26	66,6	65,4–67,8	62,1–71,1
27	67,4	66,2–68,7	62,9–72,0
28	68,2	67,0–69,5	63,7–72,8
29	69,0	67,7–70,3	64,5–73,6
30	69,8	68,5–71,2	65,2–74,4
31	70,6	69,2–71,9	66,0–75,2
32	71,3	69,9–72,7	66,7–75,9
33	72,1	70,6–73,5	67,4–76,7
34	72,8	71,3–74,2	68,2–77,4
35	73,5	72,0–75,0	68,8–78,1
36	74,2	72,6–75,7	69,5–78,8
37	74,8	73,3–76,4	70,2–79,5

Größte Körperlänge in mm	Geschätztes Alter in Tagen p.m.	95-%-Konfidenzintervall in Tagen p.m.	95-%-Prognoseintervall in Tagen p.m.
38	75,5	73,9–77,1	70,9–80,2
39	76,2	74,6–77,8	71,5–80,8
40	76,8	75,2–78,4	72,1–81,5
41	77,4	75,8–79,1	72,8–82,1
42	78,0	76,4–79,7	73,4–82,7
43	78,6	77,0–80,3	74,0–83,3
44	79,2	77,5–80,9	74,5–83,9
45	79,8	78,1–81,5	75,1–84,5
46	80,4	78,7–82,1	75,7–85,1
47	80,9	79,2–82,7	76,2–85,7
48	81,5	79,7–83,2	76,8–86,2
49	82,0	80,2–83,8	77,3–86,7
50	82,5	80,7–84,3	77,8–87,3
51	83,0	81,2–84,8	78,3–87,8
52	83,5	81,7–85,4	78,8–88,3
53	84,0	82,2–85,9	79,3–88,8
54	84,5	82,6–86,4	79,7–89,3
55	85,0	83,1–86,9	80,2–89,7
56	85,4	83,5–87,3	80,6–90,2
57	85,9	83,9–87,8	81,1–90,7
58	86,3	84,3–88,3	81,5–91,1
59	86,7	84,7–88,8	81,9–91,6
60	87,1	85,0–89,2	82,3–92,0
61	87,6	85,4–89,7	82,7–92,4
62	87,9	85,7–90,2	83,0–92,9
63	88,3	86,0–90,6	83,4–93,3
64	88,7	86,3–91,1	83,7–93,7
65	89,1	86,6–91,6	84,0–94,1
66	89,4	86,8–92,0	84,3–94,5
67	89,8	87,1–92,5	84,6–94,9
68	90,1	87,3–92,9	84,9–95,3
69	90,4	87,5–93,4	85,1–95,7
70	90,8	87,7–93,9	85,4–96,1
71	91,1	87,8–94,3	85,6–96,5
72	91,4	88,0–94,8	85,8–96,9
73	91,7	88,1–95,2	86,0–97,3
74	91,9	88,2–95,7	86,2–97,7
75	92,2	88,3–96,1	86,3–98,1
76	92,5	88,4–96,6	86,5–98,5
77	92,7	88,4–97,0	86,6–98,9
78	93,0	88,5–97,5	86,7–99,3
79	93,2	88,5–97,9	86,8–99,7
80	93,4	88,5–98,4	86,8–100,0

Anhang 2

Bestimmung des Embryonalalters durch eine Einzelmessung des biparietalen Kopfdurchmessers (BIP) aus 126 Einlingsschwangerschaften

Bipartietaler Kopfdurchmesser in mm	Geschätztes Alter in Tagen p.m.	95-%-Konfidenz-intervall in Tagen p.m.	95-%-Prognose-intervall in Tagen p.m.
2	45,9	44,7–47,1	40,3–51,4
3	47,9	46,8–49,0	42,4–53,5
4	50,0	49,0–51,0	44,5–55,5
5	52,0	51,1–53,0	46,5–57,5
6	54,1	53,2–54,9	48,6–59,6
7	56,1	55,4–56,9	50,6–61,6
8	58,2	57,5–58,9	52,7–63,7
9	60,2	59,6–60,9	54,7–65,7
10	62,3	61,7–62,9	56,8–67,8
11	64,3	63,7–64,9	58,9–69,8
12	66,4	65,8–67,0	60,9–71,9
13	68,4	67,8–69,1	62,9–73,9
14	70,5	69,8–71,1	65,0–76,0
15	72,5	71,8–73,2	67,0–78,0
16	74,6	73,8–75,4	69,1–80,1
17	76,6	75,8–77,5	71,1–82,1
18	78,7	77,8–79,6	73,2–84,2
19	80,7	79,7–81,7	75,2–86,2
20	82,8	81,7–83,9	77,3–88,3
21	84,8	83,6–86,0	79,3–90,4
22	86,9	85,6–88,2	81,3–92,4
23	88,9	87,6–90,3	83,4–94,5
24	91,0	89,5–92,4	85,4–96,6
25	93,0	91,5–94,6	87,4–98,6
26	95,1	93,4–96,7	89,5–100,7
27	97,1	95,4–98,9	91,5–102,8
28	99,2	97,3–101,0	93,5–104,8
29	101,2	99,3–103,2	95,6–106,9
30	103,4	101,2–105,3	97,6–109,0

Anhang 3

Bestimmung des Embryonalalters durch eine Einzelmessung des Thoraxquermessers (THQ) aus 126 Einlingsschwangerschaften

Thoraxquerdurchmesser in mm	Geschätztes Alter in Tagen p.m.	95-%-Konfidenzintervall in Tagen p.m.	95-%-Prognoseintervall in Tagen p.m.
2	47,4	46,2–48,5	41,6–53,1
3	49,7	48,7–50,8	44,0–55,5
4	52,1	51,1–53,1	46,3–57,8
5	54,5	53,6–55,3	48,7–60,2
6	56,8	56,0–57,6	51,1–62,5
7	59,2	58,4–59,9	53,4–64,9
8	61,5	60,9–62,2	55,8–67,3
9	63,9	63,3–64,5	58,2–69,6
10	66,3	65,6–66,9	60,5–72,0
11	68,6	68,0–69,3	62,9–74,3
12	71,0	70,3–71,7	65,2–76,7
13	73,3	72,6–74,1	67,6–79,1
14	75,7	74,8–76,5	70,0–81,4
15	78,1	77,1–79,0	72,3–83,8
16	80,4	79,4–81,4	74,7–86,2
17	82,8	81,6–83,9	77,0–88,5
18	85,1	83,9–86,4	79,3–90,9
19	87,5	86,1–88,8	81,7–93,3
20	89,9	88,4–91,3	84,0–95,7
21	92,2	90,6–93,8	86,4–98,0
22	94,6	92,9–96,3	88,7–100,4
23	96,9	95,1–98,8	91,1–102,8
24	99,3	97,3–101,2	93,4–105,2
25	101,7	99,6–103,7	95,7–107,6
26	104,0	101,8–106,2	98,1–110,0

Literaturverzeichnis

AIUM (1988) Bioeffect Report Bioeffects Considerations for the Safety of Diagnostic Ultrasound. J Ultrasound Med, 7. Suppl:1–38

Baer KE, v. (1828) Über Entwickelungsgeschichte der Thiere. Beobachtung und Reflexion. Königsberg

Barnett SB, Walsh DA, Angles JA (1990) Novel approach to evaluate the interaction of pulsed ultrasound with embryonic development. Ultrasonics 28:166–170

Barnett SB, Kossoff G (1992) World Federation for Ultrasound in Medicine and Biology. WFUMB Symposium on safety and standardisation in medical ultrasound. Ultrasound Med Biol 18:731–814

Bell ET, Loraine JA (1965) Time of ovulation in relation to cycle length. Lancet i:1029–1030

Benirschke K, Kim CK (1973 a) Multiple pregnancy, (First of two parts) N Engl J Med 288:1276–1284

Benirschke K, Kim CK (1973 b) Multiple pregnancy, (Second of two parts) N Engl J Med 288:1329–1336

Benirschke K, Kaufmann P (1990) Pathology of the human placenta, 2nd edn. Springer, Berlin Heidelberg New York Tokyo

Bernaschek G, Deutinger J, Endler M (1991) Derzeitiger Stand der Vaginosonographie – eine weltweite Umfrage. Geburtsh u Frauenheilk 51:729–733

Blechschmidt E (1961) Die vorgeburtlichen Entwicklungsstadien des Menschen. Karger, Basel

Bovicelli L, Orsini LF, Rizzo N, Calderoni P, Pazzaglia FL, Michelacci L (1981) Estimation of gestational age during the first trimester by real-time measurement of fetal crown-rump length and biparietal diameter. J Clin Ultrasound 9:71–75

Brown DL, Emerson DS, Felker RE, Cartier MS, Smith WC (1990) Diagnosis of early embryonic demise by endovaginal sonography. J Ultrasound Med 9:631–636

Carstensen EL, Gates AH (1984) The effect of pulsed ultrasound on the fetus. J Ultrasound Med 3:145–147

Cartwright RA, McKinney PA, Hopton PA, Birch JM, Hartley AL, Mann JR, Waterhouse JAH, Johnston HE, Draper GJ, Stiller C (1984) Ultrasound examinations in pregnancy and childhood cancer. Lancet ii:999–1000

Cates W, Grimes DA, Ory HW, Tyler CW (1977) Publicity and the public health: The elimination of IUD-related abortion deaths. Fam Plann Perspect 9:138–140

Chervenak FA, Isaacson GC, Campbell S (1993) Ultrasound in obstetrics and gynecology. Little, Brown and Company, Boston, Toronto, London

Cooper MH, O'Rahilly R (1971) The human heart at seven postovulatory weeks. Acta Anat 79:280–299

Cullen MT, Green J, Whetham J, Salafia C, Gabrielli S, Hobbins JC (1990) Transvaginal ultrasonographic detection of congenital anomalies in the first trimester. Am J Obstet Gynecol 163:466–476

Donald I, McVicar J, Brown TG (1958) Investigation of abdominal masses by pulsed ultrasound Lancet 1:1188–1195

Drumm JE, Clinch J, Mackenzie G (1976) The ultrasonic measurement of fetal crown-rump length as a method of assessing gestational age. Br J Obstet Gynaecol 83:417–421

Drumm JE, O'Rahilly R (1977) The assessment of prenatal age from the crown-rump length determined ultrasonically. Am J Anat 148:555–560

Dussik KT (1942) Über die Möglichkeit, hochfrequente mechanische Schwingungen als diagnostisches Hilfsmittel zu verwerten. Zeitschrift für die gesamte Neurologie und Psychiatrie 174:153–168

Elnekheli M, Kahles G, Khoshyomn S, Kirisits R, Troger P, Boldizsar A, Feichtinger W (1992) Transvaginale Doppleruntersuchung der embryonalen Herzaktion in der Früh-schwangerschaft. Ultraschall Med ; 13:12–14

Gasser RL (1975) Atlas of Human Embryos. Harper & Row, Hagerstown

Gembruch U, Knöpfle G, Bald R, Hansmann M (1993) Early diagnosis of fetal congenital heart disease by transvaginal echocardiography. Ultrasound Obstet Gynecol 3:310–317

Goldstein SR (1990) Early detection of pathologic pregnancy by transvaginal sonography. J Clin Ultrasound 18:262–273

Gregg N (1941) Congenital cataract following german measles in the mother. Trans Soc Ophthalmol Aust 3:35–46

ter Haar G, Duck F, Starritt H, Daniels S (1989) Biophysical characterisation of diagnostic ultrasound equipment-preliminary results. Phys Med Biol 34:1533–1542

Hack M, Fanaroff AA (1989) Outcomes of extremely-low-birth-weight infants between 1982 and 1988. N Engl J Med 321:1642–1647

Hadlock FP, Deter RL, Harrist RB, Park SK (1982) Fetal biparietal diameter: A critical re-evaluation of the relation to menstrual age by means of real-time ultrasound. J Ultrasound Med 1:97–104

Haeckel E (1868) Natürliche Schöpfungsgeschichte. Georg Reimer, Berlin

Hansmann M (1976) Ultraschallbiometrie im II. und III. Trimester der Schwangerschaft. Gynäkologe 9:133–155

Hansmann M, Schuhmacher H, Foebus J, Voigt U (1979) Ultraschallbiometrie der fetalen Scheitelsteißlänge in der ersten Schwangerschaftshälfte. Geburtshilfe Frauenheilkd 39:656–666

Harrison MR, Golbus MS, Filly RA (1990) The unborn patient. Prenatal diagnosis and treatment. W.B. Saunders, Philadelphia

Hartsoeker N (1694) Essay de dioptrique. Paris

His W (1880) Anatomie menschlicher Embryonen. Vogel, Leipzig

Howe RS, Isaacson KJ, Albert JL, Coutifaris CD (1991) Embryonic heart rate in human pregnancy. J Ultrasound Med 10:367–371

James WH (1980) Gestational age in twins. Arch Dis Child 55:281–284

Jones JM, Sbarra AJ, Cetrulo CL (1990) Antepartum management of twin gestation. Clin Obstet Gynecol 33:32–41

Keibel F, Mall FP (1910) Handbuch der Entwicklungsgeschichte des Menschen. Hirzel Leipzig, Bd I

Kinnier Wilson LM, Waterhouse JAH (1984) Obstetric ultrasound and childhood malig-nancies. Lancet ii:997–998

Knaus H (1933) Die periodische Frucht- und Unfruchtbarkeit des Weibes. Zentralbl Gynä-kol 57:1393–1408

Kratochwil A, Eisenhut L (1967) Der früheste Nachweis der fetalen Herzaktion durch Ultraschall. Geburtshilfe Frauenheilkd 27:176–180

Kratochwil A (1969) Ein neues vaginales Ultraschall-Schnittbildverfahren. Geburtshilfe Frauenheilkd 29:379–385

Krone S, Wisser J, Nerlich A, Weissenbacher ER (1989) Interstitielle und intramurale Gra-vidität – Begriffsbestimmung und sonographische Hinweiszeichen. Geburtshilfe Frau-enheilkd 49:195–198

Kurtz AB, Wapner RJ, Kurtz RJ, Dershaw DD, Rubin CS, Cole-Beuglet C, Goldberg BB (1980) Analysis of biparietal diameter as an acurate indicator of gestational age. J Clin Ultrasound 8:319–326

Langer M, Ringler M, Reinold E (1988) Psychological effects of ultrasound examinations: Changes of body perception and child image in pregnancy. J Psychosom Obstet Gynaec 8:199–208

Lejeune MJ, Gauthier M, Turpin MR. Les chromosomes humains en culture de tissus (1959) Séance de l'académie des sciences 248:602–603

Lenz W, Knapp K (1962) Die Thalidomid-Embryopathie. Dtsch med Wochenschr 87:1232–1242

Liebeskind D, Bases R, Mendez F, Elequin F, Koenigsberg M (1979) Sister chromatid exchanges in human lymphocytes after exposure to diagnostic ultrasound. Science 205:1273–1275

Litschgi M, Dietrich H (1979) Ein Fall von Superfetatio. Geburtshilfe Frauenheilkd 39:248–252

Lyons EA, Dyke C, Toms M, Cheang M (1988) In utero exposure to diagnostic ultrasound: A 6-year follow-up. Radiology 166:687–690

MacGregor S, Tamura NRK, Sabbagha RE, Minogue JP, Gibson ME and Hoffman DI (1987) Underestimation of gestational age by conventional crown-rump length dating curves. Obstet Gynecol 70:344–348

Maulik D (1989) Biologic effects of ultrasound. Clin Obstet Gynecol 32:645–659

Merchiers EH, Dhont M, De Sutter PA, Beghin CJ, Vandekerckhove DA (1991) Predictive value of early embryonic cardiac activity for pregnancy outcome. Am J Obstet Gynecol 165:11–14

Merz E (1994) Aktueller Stand der Vaginosonographie. Teil I: Grundlagen und Gynäkologische Diagnostik. Ultraschall Med 15:2–10

Morris SM, Palmer CG, Fry FJ, Johnson LK (1978) Effect of ultrasound on human lymphocytes. Sister chromatid exchange analysis. Ultrasound Med Biol 4:253–258

Müller F, O'Rahilly R (1989) Mediobasal prosencephalic defects, including holoprosencephaly and cyclopia, in relation to the development of the human forebrain. Am J Anat 185:391–414

Müller F, O'Rahilly R (1990) The human brain at stage 21–23, with particular reference to the cerebral cortical plate and to the development of the cerebellum. Anat Embryol 182:375–400

Nelson LH, King M (1992) Early diagnosis of holoprosencephaly. J. Ultrasound Med 11:57–59

Newnham JP, Evans SF, Michael CA, Stanley FJ, Landau LJ (1993) Effects of frequent ultrasound during pregnancy: a randomised controlled trial. Lancet 342:887–891

Nicolaides KH, Azar G, Byrne D, Mansur C, Marks K (1992) Fetal nuchal translucency: Ultrasound screening for chromosomal defects in the first trimester. BMJ 304:867–869

Ogino K (1932) Über den Konzeptionstermin des Weibes und seine Anwendung in der Praxis. Zentralbl Gynäkol 56:721–732

O'Rahilly R (1973) Developmental stages in human embryos. Carnegie Instn Wash Publ 631

O'Rahilly R, Müller F (1984) Embryonic length and cerebral landmarks in staged human embryos. Anat Rec 209:265–271

O'Rahilly R, Müller F (1987) Developmental stages in human embryos. Carnegie Instn Wash Publ 637

Ott WJ (1985) Accurate gestational dating. Obstet Gynecol 66:311–315

Pedersen JF (1982) Fetal crown-rump length measurement by ultrasound in normal pregnancy. Br J Obstet Gynaecol 89:926–930

Persson P-H, Weldner B-M (1986) Reliability of ultrasound fetometry in estimation gestational age in the second trimester. Acta Obstet Gynecol Scand 65:481–483

Reece EA, Scioscia AL, Green J, O'Connor TZ, Hobbins JC (1987) Embryonic trunk circumference: A new biometric parameter for estimation of gestational age. Am J Obstet Gynecol 156:713–715

Reichert H (1873) Beschreibung einer frühzeitigen menschlichen Frucht im bläschenförmigen Bildungszustande. Abh Kgl Akad Wiss Phys Kl Berlin 1–92

Rempen A (1991) Vaginale Sonographie im ersten Trimenon. II. Quantitative Parameter. Z Geburtshilfe Perinatol 195:163–171

Robinson HP, Fleming JEE (1975) A critical evaluation of sonar „crown-rump length" measurements. Br J Obstet Gynaecol 82:702–710

Robinson HP, Shawn-Dunn J (1973) Fetal heart rate as determined by sonar in early pregnancy. The Journal of Obstetrics and Gynaecology of the British Commonwealth 80:805–809

Rodis JF, Egan JF, Craffey A, Ciarleglio L, Greenstein RM, Scorza WE (1990) Calculated risk of chromosomal abnormalities in twin gestations. Obstet Gynecol 76:1037–1041

Romero R, Pilu G, Jeanty P, Ghidini A, Hobbins JC (1988) Prenatal diagnosis of congenital anomalies. Appleton & Lange, Norwalk

Rott HD (1994) Tutorial: Diagnostischer Ultraschll: Genetische Aspekte. European Committee for Radiation Safety – Watchdog-Gruppe. Ultraschall Med 15:143–144

Rott HD (1995) EFSUMB: Watchdog-Berichte 1994. European Committee for Radiation Safety – Watchdog-Gruppe. Ultraschall Klin Prax 9:193–197

Rottem S, Bronshtein M (1990) Transvaginal sonographic diagnosis of congenital anomalies between 9 weeks and 16 weeks, menstrual age. J Clin Ultrasound 18:307–314

Rütimeyer L (1868) Referat über Haeckel's Natürliche Schöpfungsgeschichte. Arch Anthropol 3:301–302

Sabbagha RE, Hughey M (1978) Standardization of sonar cephalometry and gestational age. Obstet Gynecol 52:402–406

Salvesen KA, Vatten LJ, Eik-Nes SH, Hughdahl K, Bakketeig LS (1993) Routine ultrasonography in utero and subsequent handedness and neurological development. BMJ 307:159–164

Schmidt W, Hendrik HJ, Kubli F (1981) Ultraschallfetometrie – die Scheitel-Steißlänge in der ersten Schwangerschaftshälfte. Z Geburtshilfe Perinatol 185:327–335

Schmidt W, Yarkoni S, Crelin ES, Hobbins JC (1987) Sonographic visualization of anterior abdominal wall hernia in the first trimester. Obstet Gynecol 69:911–915

Selbing A, Kjessler B (1985) Conceptual dating by ultrasonic measurement of the fetal biparietal diameter in early pregnancy. Acta Obstet Gynecol Scand 64:593–597

Skibo LK, Lyons EA, Levi CS (1992) First-trimester umbilical cord cysts. Radiology 182:719–722

Steptoe PC, Edwards RG (1978) Birth after the reimplantation of a human embryo. Lancet ii:366

Stone PR, Ross I, Pringle K, Flower J (1992) Tissue heating effect of pulsed doppler ultrasound in the live fetal lamb brain. Fetal Diagn Ther 7:26–30

Streeter GL (1942) Developmental horizons in human embryos. Description of age group XI, 13 to 20 somites, and age group XII, 21 to 29 somites. Carnegie Instn Wash Publ 541, Contrib Embryol 30:211–245

Streeter GL (1945) Developmental horizons in human embryos. Description of age group XIII, embryos about 4 or 5 millimeters long, and age group XIV, period of indentation of the lens vesicle. Carnegie Instn Wash Publ 557, Contrib Embryol 31:27–63

Streeter GL (1948) Developmental horizons in human embryos. Description of age groups XV, XVI, XVII, XVIII, being the third issue of a survey of the Carnegie Collection. Carnegie Instn Wash Publ 575, Contrib Embryol 32:133–203

Streeter GL, Heuser CH, Corner GW (1951) Developmental horizons in human embryos. Description of age groups XIX, XX, XXI, XXII, and XXIII, being the fifth issue of a survey of the Carnegie Collection. Carnegie Instn Wash Publ 592, Contrib Embryol 34:165–196

Terasaki PI, Gjertson D, Bernoco D, Perdue S, Mickey MR, Bond J (1978) Twins with two different fathers identified by HLA. New Engl J Med 299:590–592

Timor-Tritsch IE, Warren WB, Peisner DB, Pirrone E (1989) First-trimester midgut herniation: A high-frequency transvaginal sonographic study. Am J Obstet Gynecol 161:831–833

Timor-Tritsch IE, Rottem S (1991) Transvaginal sonography, 2nd edn. Elsevier, New York

Varma TR (1973) Prediction of delivery date by ultrasound cephalometry. J Obstet Gynaec Br Cwlth 80:316–319

Vogel G, Angermann H (1971) dtv Atlas zur Biologie. 5. Aufl., dtv München

Vollebergh JHA, Jongsma HW and van Dongen PWJ (1989) The accuracy of ultrasonic measurement of fetal crown-rump length. Eur J Obstet Gynecol Reprod Biol 30:253–256

Vries de PA, Saunders JB de CH (1962) Development of the ventricles and spiral outflow tract in the human heart. Carnegie Instn Wash Publ 621, Contrib Embryol 37:87–114

Wagner H, Baretton G, Wisser J, Babic R, Löhrs U (1993) Teratom der Nabelschnur. Pathologe 14:395–398

Wald NJ, Cuckle H (1991) Some practical issues in the antenatal detection of neural tube defects and Down's syndrome. In: Drife JO, Donnai D (eds) Antenatal diagnosis of fetal abnormalities. Springer-Verlag Berlin Heidelberg New York Tokyo

Wald NJ, Cuckle HS, Densem JW, Kennard A, Smith D (1992) Maternal serum screening for down's syndrome: the effect of routine ultrasound scan determination of gestational age and adjustment for maternal weight. Br J Obstet Gynaecol 99:144–149

Wariyar U, Richmond S, Hey E (1989) Pregnancy outcome at 24–31 weeks' gestation: mortality. Arch Dis Child 64:670–677 u. 678–686

Warren WB, Timor-Tritsch I, Peisner DB, Raju S, Rosen MG (1989) Dating the early pregnancy by sequential appearance of embryonic structures. Am J Obstet Gynecol 161:747–753

Watson JD, Crick FHC (1953) Genetical implications of the structure of deoxyribonuleic acid. Nature 171:964–967

Willocks J, Donald I, Duggan TC, Day N (1964) Foetal cephalometry by ultrasound. Br J Obst Gynaecol 71:11–20

Wisser J, Knitza R, Schmid-Tannwald I, Strowitzki T, Nerlich A, Hepp H (1987) Antenatale Diagnose nicht überlebensfähiger Feten infolge von Entwicklungsstörungen – eine Indikation zum Schwangerschaftsabbruch aus kindlicher Indikation? Geburtshilfe Frauenheilkd 47:8–14

Wisser J (1989) Patient oder Opfer? Über die Auswirkungen pränataler Diagnostik auf unser Menschenbild. Die neue Ordnung 3:191–203

Wisser J, Krone S (1992) Studium der normalen Frühgravidität. In: E. Merz (Hg) Vaginosonographie. Enke, Stuttgart, S 67–73

Wisser J, Dirschedl P (1994 a) Embryonic heart rate in dated human embryos. Early Human Development 37:107–115

Wisser J, Dirschedl P, Krone S (1994 b) Estimation of gestational age by transvaginal sonographic measurement of greatest embryonic length in dated human embryos. Ultrasound Obstet Gynecol 4:457–462

Wolff CF (1759) Theoria generationis. Halle

van Zalen-Sprock RM, van Vugt JMG, van Geijn HP (1992) First-trimester diagnosis of cystic hygroma. Course and outcome. Am J Obstet Gynecol 167:94–98